SUSANNE STROBACH ❧ HANNI REICHLIN-MELDEGG

W0047496

DAS BESTE
KOMMT JETZT!

SO GEHE ICH GLÜCKLICH, GELASSEN UND GESUND IN DIE ZWEITE LEBENSHÄLFTE

Mit poetischen Impulstexten von Petra Schwiglhofer

MIT DEN NEUESTEN ERKENNTNISSEN AUS NEUROWISSENSCHAFT UND MEDIZIN

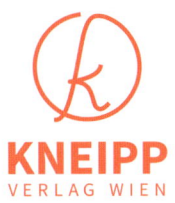

KNEIPP
VERLAG WIEN

In Liebe und Dankbarkeit meiner Tochter Sophie, die mich jung hält, gewidmet und dem wundervollen Mann an meiner Seite, der namentlich nicht genannt werden möchte – ohne euch gäbe es dieses Buch nicht, ihr wart mir Inspiration, Lektorat, Co-Autoren und habt während der zahllosen Schreibtage und -nächte für mein leibliches Wohl gesorgt – Danke! Auch an Monika, meinen Onkel Edgar und Gernot Stimmer als Role-Models für geistig und körperlich fittes Altern. Danke Rudi König für innige Freundschaft und allen meinen Freundinnen und Kollegen dafür, dass ihr mit mir altert, mögen wir es in Gesundheit, Würde und mit Lebensfreude bis zuletzt tun!

Susanne

Ich widme dieses Buch all den Menschen, die an Veränderung glauben und bereit sind, ihr Leben immer wieder neu zu erschaffen, all den LeserInnen – also Ihnen –, die sich neuen Erkenntnissen öffnen, mutig umdenken und neugierig sind, was das Leben noch bringt. Das Beste kommt jetzt! Möge dieses Buch auch meine drei erwachsenen, wundervollen Kinder Martina, Georg und Stefan inspirieren, weiterhin sehr bewusst und reflektiert durchs Leben zu gehen. Ich bin dankbar für all die wertvollen Begegnungen mit Wesen, die mich auf meiner bunten Lebensreise begleiten!

Hanni

Inhalt

LESENSWERT

„Es gibt einen Jungbrunnen – es ist dein Geist, dein Talent, die Kreativität, mit der du lebst und liebst. Wenn du lernst, diese Quelle anzuzapfen, hast du das Alter wirklich besiegt."

(Sophia Loren zugeschrieben)

Als ich innerlich noch unsicher war, ob ich zum Thema „Altern" ein Buch (mit)schreiben soll, meinte der beste aller Männer hilfreich: „Überleg dir doch einfach, welches Buch übers Altern DU gerne lesen würdest!" – „Spinnst du?", platzte es aus mir heraus „ich les doch kein Buch übers Altern!"

„Ich glaube, du solltest das Buch nicht schreiben", meinte mein Liebster zweifelnd und mir wurde in diesem Moment klar: Genau deshalb sollte ich es schreiben – gemeinsam mit meiner Freundin, Hanni Reichlin-Meldegg!

Ähnlich wie mir geht es vielen Frauen und Männern 50+. Unser gefühltes Alter ist laut Studien sechs bis acht Jahre jünger als unser Kalenderalter – ich fühle mich gute 15 Jahre jünger!

Wir alle altern vom Tag unserer Geburt an, das ist eine unabänderliche Tatsache und jeder von uns will auch älter werden. Aber *sichtbar altern* will hingegen niemand.

Alter wird stark von gesellschaftlichen Normen definiert. Auf der einen Seite boomen Slogans wie „50 ist das neue 30" und „60 ist das neue 40", auf der anderen Seite werden billigere Tarife von Seniorenkarten (für öffentliche Verkehrsmittel, Museumseintritte etc.) von den Betroffenen gerne in Anspruch genommen. In der Kosmetikindustrie finden sich auf zahllosen Produkten die Hinweise „Anti-Aging" und rund ums Thema Ernährung liest man vor allem von Antioxidantien, Superfood und regelmäßigem Entgiften und Fasten, um so lange wie möglich „jung" zu bleiben.

Sie sehen schon die Dualität, mit der wir es bei diesem Thema zu tun haben. Oder um den unvergesslichen Curd Jürgens zu zitieren: „60 Jahre auf dem Weg zum Greise und doch 60 Jahr davon entfernt."

Auch in der Öffentlichkeit sind sie immer präsenter, Frauen und Männer 70+, die durch Kompetenz, Stil und hohe Sympathiewerte punkten:

Österreich glänzte mit Bundeskanzlerin Brigitte Bierlein (70) als höchste Frau im Staat, der spanische Opernsänger Placido Domingo (78) beeindruckt mit dreistündigen Konzerten, Isabella Rossellini, der mit 43 gesagt wurde, sie sei zu alt, um Lancôme-Kundinnen anzusprechen, wurde jetzt mit 63 wieder zurückgeholt, weil heute in der Werbung „Frauen mit Persönlichkeit" gefragt sind. Kris Kristofferson ist mit 81 immer noch Countryheld ganzer Generationen und füllt weltweit Konzertsäle. Meryl Streep (70) eröffnete mit 60 Jahren eine Filmreihe, die ältere Frauen in den Mittelpunkt rückt und weltweit Hunderte Millionen Dollar einspielte – ihr Erfolg ist auch zehn Jahre später ungebrochen.

Die Liste ließe sich noch lange fortsetzen – nicht nur im Metier von (erfolg-)*reich* und (noch immer) *schön*.

Auf der ganzen Welt wächst der Anteil der über Sechzigjährigen schneller als irgendeine andere Altersgruppe. Zwischen 1970 und 2025 muss man mit einem Anwachsen der Zahl älterer Menschen um 694 Millionen, das sind 223 Prozent, rechnen.

Galt die Gruppe der Rentner und Rentnerinnen vor 20 Jahren noch als „alte Schachteln" und „silberne Tsunamis", die viel Zeit in den Wartezimmern von Ärzten verbracht haben, sieht das gesellschaftliche Bild dazu heute gravierend anders aus. Der Gesundheitszustand eines heute 65-Jährigen entspricht dem eines 55-Jährigen vor 20 Jahren. Bei den heute 90-Jährigen ist die geistige Leistungsfähigkeit höher als bei 90-Jährigen vor 20 Jahren und die britischen Wissenschaftler Lynda Gratton und Andrew Scott stellten fest, dass 20-Jährige mittlerweile eine 50-prozentige Chance haben, 100 Jahre alt zu werden – vorausgesetzt, sie gehen mit ihrem Leben weise um.

Und hier setzt unser Buch an!

Mindful Aging – achtsam altern, sein Alter mit Bewusstheit wahrnehmen – war unser Leitgedanke beim Schreiben. Wir haben uns mit vielen Menschen 50+, 60+, 70+ unterhalten, zahlreiche Studien gelesen, relevante Themen herausgefiltert und kompakt für Sie aufbereitet, die uns alle in dieser Lebensphase beschäftigen.

Unser eigenes Portfolio haben wir durch großartige Expertinnen und Experten erweitert, die sich teils durch Gastbeiträge, teils im Rahmen von Interviews mit wertvollen Impulsen eingebracht haben oder bei denen wir einfach zwischendurch „mal schnell" zu auftauchenden Fragen anklopfen konnten und umgehend hilfreiches Feedback bekamen.

Sie halten nun die Essenz unserer Recherchen in Händen. Komprimiert auf 144 Seiten finden Sie alles, was Sie brauchen, um auch den nächsten

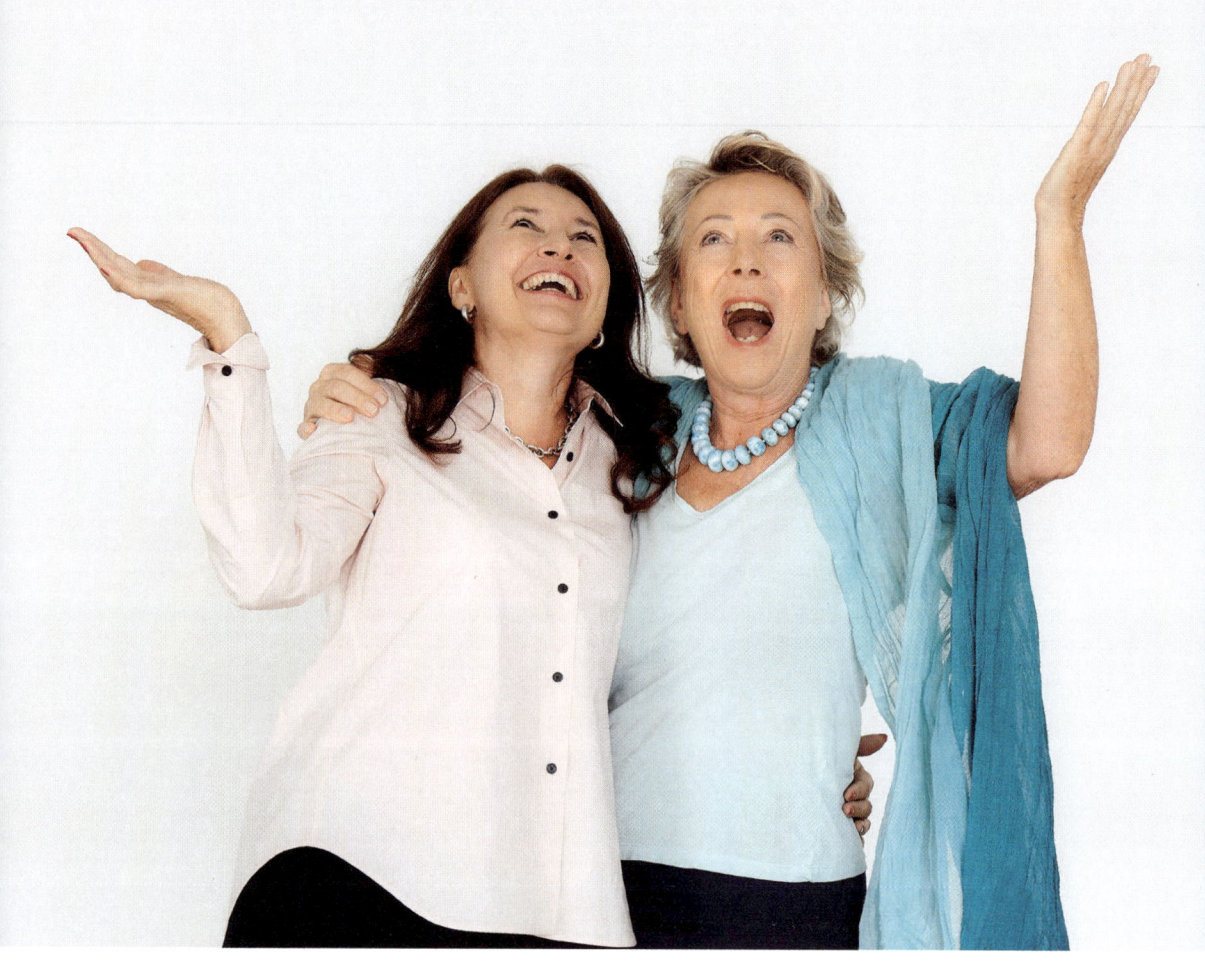

Jahren und Jahrzehnten entspannt und voller Vorfreude entgegensehen zu können – vorausgesetzt, Sie setzen diese Empfehlungen auch um.

Die Aborigines in Australien sind der Überzeugung, dass wir, bevor wir auf die Welt kommen, auf der höchsten Ebene unseres Seins mit manchen Seelen Verabredungen treffen, wann wir einander in diesem Leben treffen, zum beiderseitigen Nutzen und zum Wohle aller. Liebe Hanni, wir beide haben diese Verabredung sicher getroffen! Möge dieses Buch, das aus einer dieser Seelenfreundschaften entstanden ist, alle Menschen 50+ erreichen und allen Leserinnen und Lesern neue Perspektiven für ein langes, gesundes, zufriedenes Leben eröffnen!

Susanne Strobach

Als mich Susanne einlud, dieses Buch mit ihr zu schreiben, war ich sofort voll Freude und Dankbarkeit für diese Möglichkeit. Ich schätze Susanne sehr und bin dankbar für die Freundschaft, die uns verbindet. Ich fühlte gleich die Kraft, die dieses Projekt in sich trägt und damit uns Schreibende trägt. Viel Freude war und ist zu spüren, dass ich mein über Jahrzehnte angesammeltes Wissen und die große Lebenserfahrung auch über dieses Buch weitergeben darf.

Ich weiß für mich, dass ich noch lange nicht zum alten Eisen gehöre, sondern – im Gegenteil – so viel Spaß und Freude an meinem Leben habe wie noch nie. Ich fühle mich frei, mein Leben zu kreieren. Meinen Fokus gebe ich auf Projekte, die mir Freude machen, wo ich Sinn spüre und ich meinen Beitrag für das große Ganze zum Wohle für andere Menschen leisten kann. Im Wissen, dass wir alle verbunden sind, dass letztlich alles mit allem verbunden ist, ist es auch ein Beitrag für die Erde.

„Energie folgt der Aufmerksamkeit", ist für mich dabei ein wichtiger Leitspruch. Mit diesem Bewusstsein haben wir das Zepter für unser Leben in unseren Händen. Das heißt, wir können die Energie, die den Lauf unseres Lebens steuert, auf das lenken, was wir eigentlich wollen, was uns guttut, uns erfreut, uns gesund erhält und glücklich macht.

Was wäre, wenn wir die Narben, die das Leben uns zugefügt hat, nicht mehr verstecken müssten? Wenn unsere Verletzlichkeit keine Schwäche mehr darstellte, sondern eine Chance auf Wachstum und ein Zeichen innerer Stärke? **Kintsugi** ist die alte japanische Kunst, zu reparieren, was zerbrochen ist. Meister dieses Handwerks verfügen über die Fertigkeit, aus Scherben mithilfe von Goldpuder Kunstwerke zu schaffen, die noch kostbarer sind als die ursprünglichen Gegenstände.

Wenn wir älter werden, haben wir alle neben viel Erfreulichem, wofür wir dankbar sein können, auch erfahren, dass unsere Pläne, unsere Ziele, unsere Gesundheit, unsere Ehen zerbrechen können. Aber wir können diese Scherben aufheben und sie liebevoll zu einer neuen Form zusammensetzen: behutsam, achtsam, mutig und unsere Erfahrungen wertschätzend! Und diese Erfahrungen sind Gold wert! Sie lehren uns das Geheimnis innerer Stärke, die uns durch schwierige Zeiten trägt und mit deren Hilfe wir uns immer wieder ein neues Leben aufbauen können, das noch kostbarer ist als das alte.

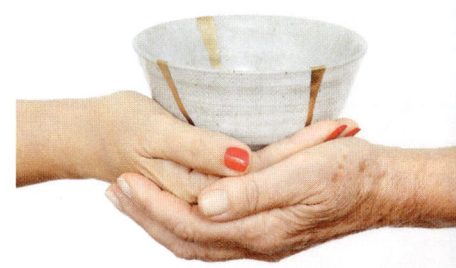

Hanni Reichlin-Meldegg

ACHTSAMKEIT

Morgenstück I
Schau in den Spiegel.
Begrüße deine Lachfalten.
Sie leiten dich
fröhlich durch den Tag.

Ganz unter uns und wirklich ehrlich: Wie geht es Ihnen mit Ihrem Alter? Fühlen Sie sich wohl, zufrieden, dankbar, kuschelig eingebettet in Ihr Leben? Erwachen Sie an den meisten Morgen Ihres Lebens mit einem Lächeln und dem Gedanken: Hallo, junger Tag, was wollen wir beide heute anstellen, welche Wunder warten auf uns?

Oder gibt es da kleine Stimmen, die sich manchmal leiser, manchmal lauter zu Wort melden und flüstern: War das schon alles? Da muss doch noch mehr drin sein! Das kann nicht alles gewesen sein, ich hatte doch so viele Pläne, als ich jünger war!

Auf einer Skala von 0 bis 10, wobei 10 der höchste Wert ist, wie glücklich sind Sie mit Ihrem Leben?

Wenn wir ehrlich sind, die unbeschwertesten Jahre haben wir oft zu einer Zeit, in der uns diese Qualität noch gar nicht bewusst ist – als Kinder! Wir mussten uns damals um nichts Sorgen machen, für uns wurde gesorgt. Wir wurden bedingungslos geliebt, wir hatten ein Zuhause, zu essen, Kleidung und unendlich ZEIT!

Dann kam die Schule, wo die ersten Anforderungen an uns gestellt wurden, danach der Job, die große Liebe, eigene Kinder – Verpflichtungen emotionaler und finanzieller Natur, kaum noch Zeit für uns und irgendwann hält Mann/Frau inne ...

Für Frauen kommt dieser Moment oft, wenn das letzte Kind auszieht, auch bekannt als „Empty-Nest-Syndrom", bei Männern geht – wenn sie nicht gut vorbereitet darauf zusteuern – mit der Aussicht auf die immer näher rückende Rente eine Altersdepression einher. Hochglanzmagazine suggerieren mit Reklame für Superfood, verjüngenden Ayurveda-Kuren, Anti-Aging-Cremen oder plastischer Chirurgie, dass „Altern" unattraktiv und zumindest optisch tunlichst zu vermeiden ist. Also Anti-Aging nach dem Motto: 50 ist das neue 30, 70 ist das neue 50.

Wenn wir mit dieser Haltung leben, leben wir in der Vergangenheit, denn wir sind nicht mehr 30 oder 50, sondern eben 54 oder 63 oder 76.

Unser Verstand geht oft mit dieser Realität in Widerstand, in der Hoffnung, damit eine unangenehme Situation auflösen zu können. Das Ergebnis ist jedoch nur, dass wir damit dieser Unzufriedenheit zusätzliche Energie geben, wodurch sie nur weiterwächst.

Durchlässig sein wie ein Sieb ist ein Bild, mit dem wir in der Achtsamkeit oft arbeiten. Es bedeutet: aus dem Widerstand gehen. Auch Hingabe ist in diesem Zusammenhang eine passende Haltung – die Hingabe an das Sein, an die Zyklen des Lebens. Sich dem Leben hingeben bedeutet, Ja dazu zu sagen, wie es ist, Ja zum natürlichen Zyklus des Lebens, zu den vier Jahreszeiten, zum Werden und Vergehen mit all seinen Facetten.

Dabei gilt es, sich zwischendurch einmal Zeit und Muße zu nehmen, stehen zu bleiben und Rückschau zu halten, was wir in diesem Jahr bzw. im Laufe des Lebens „gesammelt" haben.

Da ist viel zusammengekommen, viel haben wir erlebt. Nicht alles war nur Freude, auch Berg- und Talfahrten gab es, Schicksalsschläge haben uns durch- und manchmal auch wachgerüttelt. Die Frage ist, lassen wir uns durch Schicksalsschläge schlagen oder können wir akzeptieren, dass das Leben aus Polaritäten besteht, wie Yin und Yang, weiblich und männlich, wie Tag und Nacht – dass es auch Schatten braucht, um die Sonne bewusst wahrnehmen und wertschätzen zu können? Es ist ein Schwingen wie auf einer Schaukel als Kind und am besten schwingen wir mit, mit allem, was ist und noch kommen wird.

Mit zunehmendem Alter können wir die Fähigkeit entwickeln, Ereignisse aus unserer Lebenserfahrung heraus mit größerer Distanz und damit gelassener zu sehen. Sich selbst mit Verständnis und Liebe zu beobachten, kann befreiend sein.

In der Achtsamkeit finden wir Qualitäten wie Nicht-Beurteilen, Geduld, Vertrauen, Akzeptanz, Loslassen, Mitgefühl, Sanftmut, Großzügigkeit, liebende Güte und Dankbarkeit, die es im Leben zu kultivieren gilt. Finden Sie einige dieser Qualitäten in Ihrem Leben? Wenn ja, wo werden sie für Sie sichtbar, spürbar? Und wo spüren sie die Menschen in Ihrem Umfeld? Würden sie es genauso einschätzen?

Mindful aging – achtsam altern – bedeutet, im Hier und Jetzt zu sein mit allen seinen Facetten und bunten Herbstfarben. Es bedeutet, die körperlichen Veränderungen wahrzunehmen und sie zu akzeptieren, ohne sie zu bewerten, die Haare, die grau und dünner werden, die Haut, die da und dort Altersflecken bekommt und an Spannkraft verliert, das Gehirn, das sich mit dem Erlernen neuer Dinge manchmal schon schwerer tut, die körperliche Ausdauer, die geringer wird, die durchgemachten Nächte, die weniger werden und sich am nächsten Tag schlimmer bemerkbar machen als in jungen Jahren ...

All das sind Zeichen des Alterns und früher oder später unvermeidbar. Diese gilt es zu akzeptieren als Teil von uns, sie sogar lieb zu gewinnen, als Anteile von uns, als Zeichen eines intensiv gelebten Lebens. Und gleichzeitig dürfen wir Ausschau halten nach allem, was noch da ist: Wo finden wir in unserem Leben die wärmenden, erfreulichen, die schönen Aspekte? Wo sind die Farben, die den Herbst so prächtig machen?

Und was kommt NEU dazu? Ist nicht das Alter bekannt dafür, dass sich in diesem Lebensabschnitt Weisheit entwickelt? Die Milde des Alters, der wissende und liebevolle Blick, der schon so viel gesehen hat und alles wahrnimmt, ohne zynisch geworden zu sein, vielmehr offen der Welt und dem Wunder des Lebens gegenüber.

Unsere Gedanken sind sehr kraftvoll. Ein unbedachtes Wort des Partners oder der Kinder, eine Stichelei der Kollegin, eine Kritik des Chefs genügen und unsere gute Laune ist dahin, der ganze Tag ist ruiniert. Nicht wegen der anderen, sondern wegen der Gedankenflut, die wir daraufhin in unserem Kopf zulassen. Ein Gedanke bringt den nächsten hervor und wir grübeln weiter, verrennen uns in Hypothesen, negativen Erinnerungen, Bewertungen, Urteilen. Je mehr wir nachdenken, desto schlimmer wird es meist. „Ein kleiner Moment der Traurigkeit, des Ärgers oder der Sorge kann uns eine schlechte Stimmung bringen und einen ganzen Tag – manchmal auch einen sehr, sehr viel längeren Zeitraum – seiner Farbigkeit berauben", wie Mark Williams es so treffend in seinem Buch „Das Achtsamkeitstraining" beschreibt.

Was bringt uns das Erlernen von Achtsamkeit?

Lassen Sie sich auf ein Experiment ein. Versuchen Sie für ein paar Wochen regelmäßig Achtsamkeit zu praktizieren. Wir erzählen Ihnen mehr darüber im Kapitel „Jetzt".

Wichtig fürs Erste ist nur Folgendes: Seien Sie jedes Mal, wenn Sie eine Achtsamkeitsübung durchführen, sehr aufmerksam, wie Sie sich fühlen, bevor Sie die Übung beginnen und wie Sie sich fühlen, nachdem Sie die Übung beendet haben. Ziehen Sie Bilanz. Jedes Mal. Machen Sie keine „blinde" Übung, sondern achten Sie darauf, wie sie wirkt und was Ihnen guttut.

Wer innehält, erhält von innen Halt

Allerdings nicht unmittelbar, denn zunächst hat man weniger Halt, denn vieles kommt hoch. Mit Achtsamkeit oder Meditation zu beginnen bedeutet, in die Stille zu gehen, kein Handy, kein Computer, kein Radio, kein TV, keine Zeitung, keine Unterhaltung. Das gilt es einmal auszuhalten, sich selbst auszuhalten, zumindest für einige Minuten.

Viele Menschen unterliegen dem Irrglauben, wenn man Achtsamkeit oder Meditation praktiziert, denkt man an nichts. Genau das Gegenteil ist der Fall, zumindest am Anfang. Sich hinsetzen und auf den Atem zu achten, bedeutet zuerst einmal wahrzunehmen, wie VIELE Gedanken da sind. Wie viele Stimmen da in meinem Kopf herumschwirren. Und vor allem bedeutet es, sich seinen Gefühlen und Emotionen auszusetzen und diese aushalten zu lernen. Das kann auch Angst machen. Wer weiß, was dabei hochkommt? Erfahrungsgemäß alles, was unter der Oberfläche begraben wurde. Wie oft überpinseln wir Traurigkeit mit einem starken Lächeln, überdecken Enttäuschungen, indem wir uns schnell in neue Erfahrungen flüchten, ärgern uns nur innerlich, um vermeintliche größere Konflikte zu vermeiden oder aus der Motivation heraus, es allen recht machen zu wollen – allen, außer uns. All das hinterlässt Spuren – in unserem Gehirn und in unserem Körper.

Die Forschung weiß heute, dass jede Emotion mit einer körperlichen Entsprechung einhergeht und traumatische Erfahrungen sogar in den Genen abgespeichert werden. Laut einer finnischen Studie spüren Menschen Ärger als Anspannung im Kopf, Hitze im Brustraum, bis hin zu den dabei oft unbewusst geballten Fäusten. Angst spüren viele Menschen im Magen, im Darmbereich, als Knoten im Hals. Traurigkeit und Depression als Kälte in Armen und Beinen. Glück und Liebe hingegen werden oft als Wärme, die den ganzen Körper durchflutet, beschrieben.

Ist nun ein Mensch häufig wütend oder traurig und übergeht diese Emotionen, indem er sich zur Ablenkung anderen Dingen zuwendet, so bleiben diese ungelösten Themen doch „unter der Oberfläche" und es wird viel Energie benötigt, um sie ständig – unbewusst – zu unterdrücken. Letztlich geht dies auf Kosten der Lebensenergie und kann bis hin zu Krankheit führen.

Wenn Sie sich dem stellen, was da ist, lösen sich Blockaden, emotionale Knoten, körperliche Spannungen schrittweise auf, Energie beginnt wieder zu fließen. Sie werden ruhiger, bis Sie schließlich tiefen Frieden und stilles Glück in sich erleben können.

BEWEGUNG

Elisabeth Kirchmair ist Körpercoach und Haltungsexpertin nach der Methode „Cantienica® Körper in Evolution". In ihrem Gastbeitrag zeigt Sie Ihnen, welchen Einfluss gute Haltung auf Ihren Körper hat. Freuen Sie sich auf eine „Bedienungsanleitung" für den Körper!

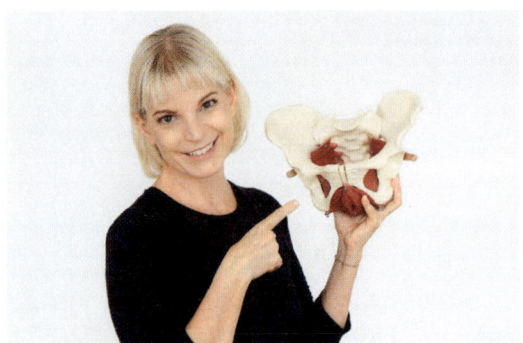

Das ist ab 45 ganz normal!" – „Alt soll man halt nicht werden, es nutzt sich eben alles ab." – „Alle in unserer Familie haben kaputte Füße/ Knie/Hüften oder Probleme mit dem Kreuz." Kennen Sie solche Glaubenssätze? Und: GLAUBEN Sie daran? Sind Sie überzeugt davon, dass Sie körperliche Einschränkungen hinnehmen müssen, allein aufgrund der Tatsache, dass Sie älter werden? Was aber wäre, wenn Ihr genialer Körper getrost 100 und mehr Jahre – im wahrsten Sinne des Wortes (ab) reibungslos – funktionieren würde, sofern Sie ihn nur richtig nutzen und benutzen?!

In diesem Sinne herzlich willkommen in diesem Kapitel! Genau das sollen die folgenden Seiten für Sie sein: eine konkrete Anleitung dafür, wie Sie sich Gesundheit und Beweglichkeit bis ins hohe Alter erhalten – oder wiederfinden – können.

Was Sie dazu brauchen: einen offenen Geist, Ihren wachen Körper, ein gesundes Maß an Selbstdisziplin und Konsequenz. Denn – da mache ich Ihnen nichts vor – wenn Sie die Gebrauchsanweisung für den anatomisch sinnvollen Gebrauch Ihrer Knochen und Muskeln nicht befolgen, können diese – und Sie! – langfristig nicht optimal funktionieren.

Die gute Nachricht: Sie haben 365-mal im Jahr eine neue Chance, damit zu beginnen! Und jeder Versuch zählt als Übung! Mit jedem einzelnen Impuls entstehen in Ihrem Gehirn, in Ihren Muskeln, Knochen, Bändern, Sehnen, Faszien neurologische und damit muskuläre Verbindungen. Je öfter Sie diese ansteuern, umso stabiler werden sie. **„Gesund durch Haltung"** zu bleiben und zu werden, hängt also allein von IHRER Umsetzung ab! Und an unserer „Haltung" gilt es ein Leben lang zu arbeiten, an der inneren wie an der äußeren.

Was Sie davon haben!

- Eine intakte Körperintelligenz
- Ein gesteigertes Körper- und Selbstbewusstsein
- Kein altersbedingtes „Schrumpfen"
- Keine haltungsbedingten Beschwerden am Bewegungsapparat, egal ob diese sich durch Fußdeformationen oder Kieferknirschen zeigen
- Mehr Atemvolumen durch eine aufrechte Haltung samt aktiver Zwerchfellmuskulatur
- Sofortige Abhilfe gegen jegliche Form der Inkontinenz (auch bei Männern nach Prostataeingriffen)
- Gelingende Prävention gegen alle Formen der Beckenbodenschwäche (Organprolaps und -senkungen, Hämorrhoiden)
- Selbsthilfe gegen alle diffusen Rücken-, Gelenks-, Nackenschmerzen, gegen Lymphstau und erschlaffte Muskeln (auch jene, die Schnarchen, Schlafapnoe oder Reflux verursachen)
- Optimale Vorbereitung für operative Eingriffe am Bewegungsapparat (bzw. Nachbereitung), Freude und Schmerzfreiheit beim Sex (Stichworte: Scheidentrockenheit, eingesunkene Scheidenwände oder Organe, die „im Weg sind", besser trainierte „Lust"muskeln)
- Mehr Ausdauer beim Stehen und Gehen
- Leichtere Beine, einen schwungvollen „runden" Schritt, einen geschmeidigen Bewegungsablauf
- Lust am Leben, Freude an Bewegung
- Eine wunderbare Portion Selbstliebe, täglich frisch

Haben Sie Gusto bekommen auf nachhaltiges Körperglück?
Los geht's!

Kurzprogramm zum Neuprogrammieren Ihrer Haltung

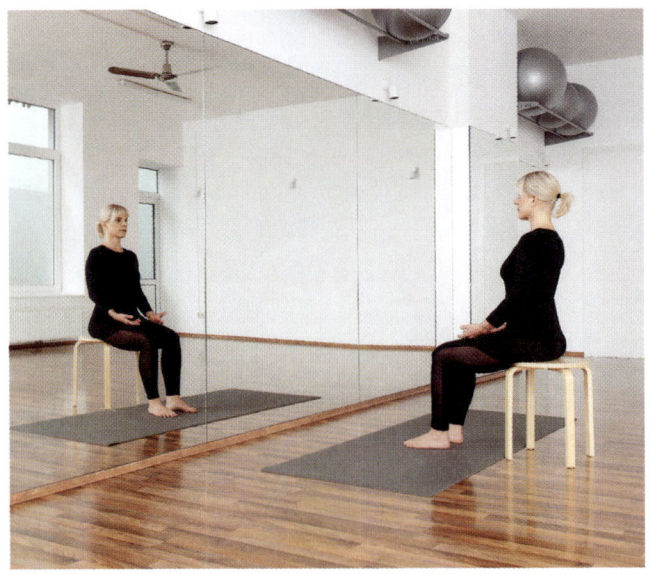

Diese **Aufspannungs-atmung** regelmäßig in Ihren Alltag eingebaut, hilft gegen das Ein- und Zusammen-sinken bei Müdigkeit, Stress oder emotionaler Belastung. Glücklichmachhormone hausgemacht!

Grundposition im Sitzen

Bitte setzen!

... aber aktiv! Nehmen Sie Platz auf der Vorderkante eines Sessels. Die Füße sind hüftgelenkschmal im zarten V ausgerichtet. Das Becken auf beiden Sitzknochen aus- und aufrichten, bis sich gedanklich vom Damm bis zum höchsten Punkt Ihres Kopfes (dem Kronenpunkt) ein kerzenge-rades vertikales Lot durch den gesamten Rumpf bildet und das Rücken-mark frei fließt. Die Lippen sind hauchzart geöffnet. Dehnen Sie mit dem Atem die Länge zwischen Sitzknochen und Kronenpunkt aus, indem Sie in der Vorstellung zum Damm einatmen, den Atem als Längsinformation Richtung Kronenpunkt mitnehmen und mit dem dortigen Ausatmen wachsen. Größer werden. Machen Sie so 2–3 Atemzüge in Ihrem Tempo und spüren Sie, wie Sie sich „aufspannen" wie ein Gummiband.

Die Arme nacheinander nach vorne oben anheben, die entspannten Finger miteinander verschränken, die Ellbogengelenke strecken (aber nicht durchdrücken) und diesen „Armrahmen" weiter nach oben führen, bis im Optimalfall die Arme neben den Ohren sind, der Kopf zwischen den Armen schwebt. Die Zungenwurzel Richtung Gaumendach aufrich-ten. Fühlt sich Ihr Kopf leichter, der Hals länger an, sind die Schultern freier ... genauso sollte es sein, Gratulation!

A **B** C D E F G H I J K L M N O P Q R S T U V W X Y Z

Für einen straffen Hals:

Außer beim Sprechen und Essen liegt die Zungenwurzel (also das hintere Ende Ihrer Zunge, nahe am Rachen) im Bestfall immer oben am Gaumendach, die Zungenspitze entspannt sich. So aktivieren Sie die sieben Schichten Ihrer Halsmuskulatur, was Ihrem Hals nicht nur Schwanenlänge schenkt, sondern auch Straffheit und ein automatisches Glattbügeln etwaiger Doppelkinnansätze. Sie befreien sich von nächtlichem Kieferknirschen und lassen jene Muskeln jubeln, die gegen Schnarchen und Schluckstörungen wirksam sind. Als angenehme Nebenwirkung lernen Ihre Gesichtsmuskeln, sich gegen die Schwerkraft zum Hinterkopf aufzuspannen. Schließlich wollen Sie gerne 100 Jahre alt werden, wie ich vermute, und es wird Ihnen nichts ausmachen, wenn Sie dabei aussehen wie 50, oder?

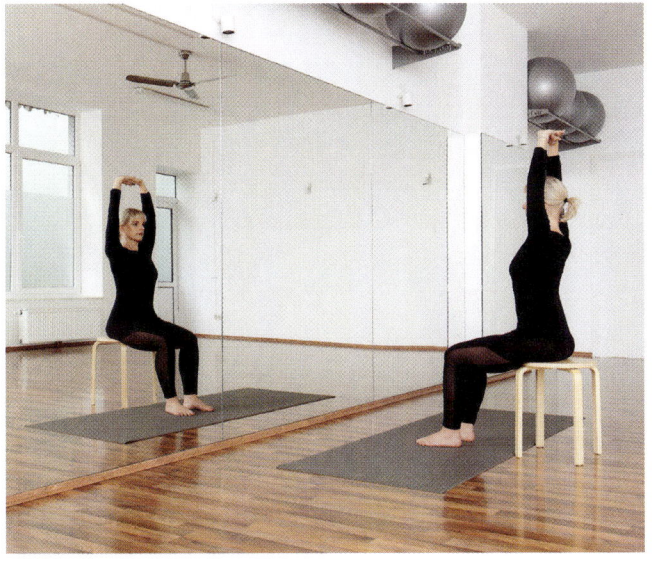

Dieser **Aufspannungsturm** dient auch als „Zwischendurchdehner" gegen Verspannungen im Kopf-, Nacken-, Schulterbereich.

Aufspannungsturm

Den Beckenboden wecken und entdecken

Die Fußpunkte Fersenbeinmitte, Groß- und Kleinzehenballen hauchzart in die Unterlage stupsen und gleichzeitig so tun, als hätten die Mittelfüße kleine Saugnäpfe aktiviert (nennen wir es also saugstupsen) und so die Verbindung zu den Sitzknochen wecken. Sind Ihre Sitzknochen aktiv, so ist es auch Ihre Beckenbodenmuskulatur!

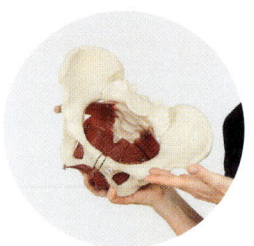

Verzeihen Sie bitte die Frage, aber: Sind Sie noch ganz dicht?

Die Bezeichnung „Beckenboden" fasst einen Verbund von Muskulatur zusammen, der das knöcherne Becken unten abschließt und alle Beckenknochen miteinander verbindet. Untrainiert, durch Schwangerschaften, Fehlhaltung, Falschatmung, operative Eingriffe, Hormonveränderungen, genetisch schwaches Bindegewebe, erschlafft diese mehrlagige Muskelschicht und lässt die Organe, ebenso wie das Bindegewebe, vorzeitig altern. Durch die anatomisch sinnhafte Vernetzung der drei Lagen des Beckenbodens mit der Muskulatur des gesamten Beckens, des Rückens, des Bauches, der Hüften und der Oberschenkel wird das Becken optimal aufgerichtet. So entsteht ein Muskelkorsett, ein **Powerbecken**, das die ganze Haltung positiv beeinflusst, die Wirbelkörper und Gelenke schützt und Verschleißerscheinungen aller Art erfolgreich vorbeugt.

Den aufgespannten Rumpf schräg nach vorne neigen, als wolle Ihr Brustbein zwischen die Knie. Spüren, wie Kreuzbein und Steißbein voneinander wegziehen und der untere Rücken sich dehnt. Anknüpfend ans Saugstupsen Ihrer Füße, die Kraft Ihrer Fuß-, Bein- und Becken(boden)muskulatur vernetzen, die Sitzknochen einige Male kraftvoll zueinander pulsieren und so nach und nach das Gesäß vom Hocker heben.

Aufrichten, obwohl es abwärts geht

Die Sitzknochen Richtung Zimmerdecke ausrichten, die Hände auf der Beinrückseite verschränken. Knochen auseinanderziehen, so wie am Bild erkennbar: Schambeinunterrand zwischen den Beinen durch nach hinten-oben ausrichten, die Fersenbeine Richtung Boden, die Kniekehlen nach vorne, die Ellbogenspitzen zur Seite.

Je mehr Platz Sie zwischen Ihren Knochen, Gelenken und Wirbeln schaffen, umso intensiver wird die Dehnung, umso mehr vibrieren alle Ihre tiefen Muskeln, umso eher landen Ihre Hände plötzlich auf dem Boden. Aus der Mitte Ihrer Kniekehlen die Beinrückseiten dehnen, die Knie durchlässig halten.

Zurück in eine tiefe Hocke und möglichst leicht und aufgespannt zum Sitzen am Boden kommen.

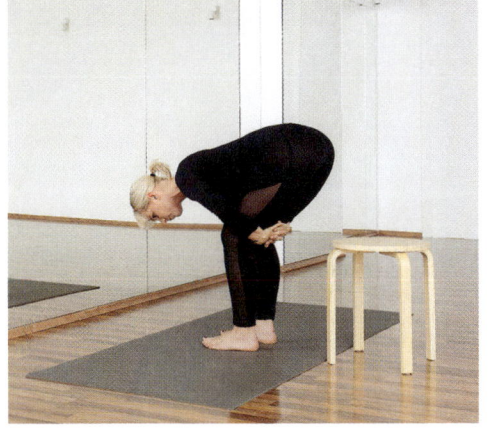 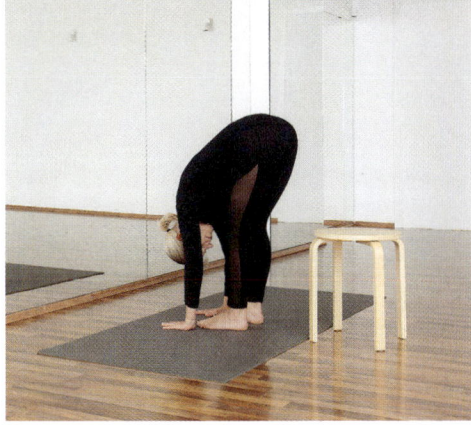

Übergang kopfunter   Kopfunter

Und wieder aktiv hingesetzt

Den Rumpf zwischen den Sitzknochen und dem Kronenpunkt
längs dehnen und aufspannen.

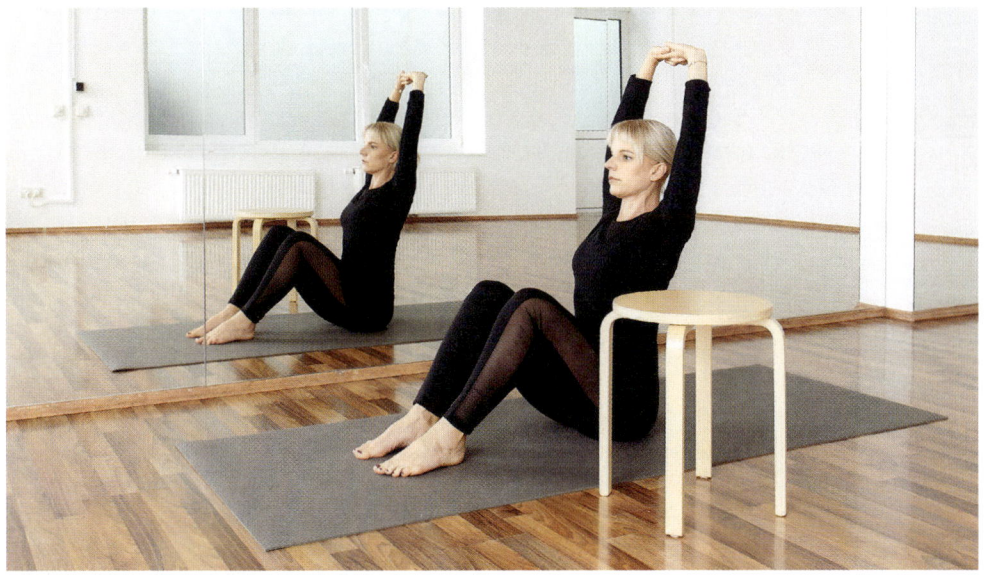

Aufspannungsturm

Auch Liegen kann aktiv sein!

Den aufgespannten Rumpf zur Rückenlage bringen.

Die Knochen, wie schon bekannt, ausrichten: Füße hüftgelenkschmal
im zarten V. Die Wirbelsäule gefühlt parallel über dem Boden schweben lassen, Fleisch und Muskeln liegen auf. Die Arme zur Seite ausgerichtet.

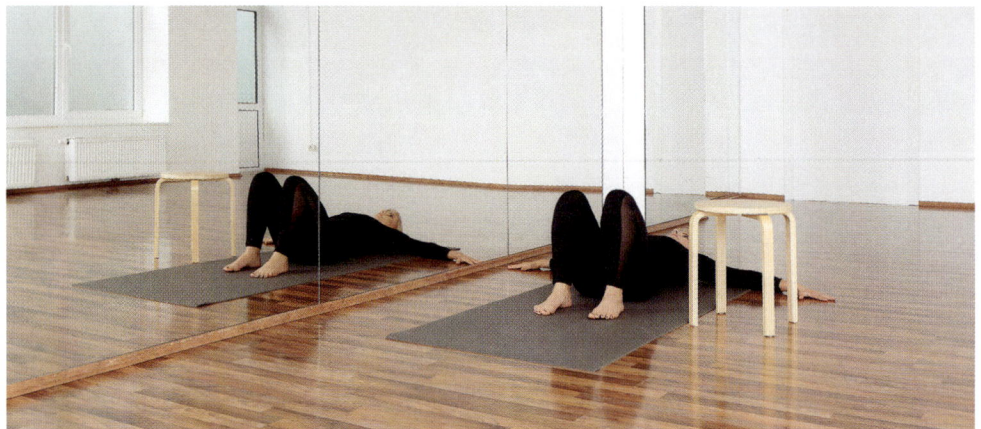

Grundposition in der Rückenlage

Gut zu wissen:

Als „Aufspannung" bezeichne ich das Prinzip Zug-Gegenzug. Wie bei einem Gummiband. Die Sitzknochen richten sich in dem Fall bodenwärts aus, die Muskeln vom Rumpf ziehen in die Gegenrichtung. Dieses Prinzip gilt für alle Positionen, 24 Stunden, sieben Tage die Woche. Ergo: Sie haben es in der Hand, ob Sie im Alter schrumpfen oder nicht, je nachdem, wie konsequent Sie dieses Prinzip anwenden. Die gute Nachricht: **Es ist nie zu spät, zu Ihrer wahren Größe zu wachsen!**

Zur eigenen Mitte finden

Gedanklich die Muskeln Ihres Rumpfes zur längsgedehnten Wirbelsäule heranziehen (der Bauch bleibt/wird flach, aber entspannt, der Atmen kann frei fließen) und ein Knie nach dem anderen federleicht Richtung Hüfte anheben. Das Becken bleibt stabil. Wenn Ihre Bauchmuskeln jauchzen, machen Sie's genau richtig! Wenn's „im Kreuz" spürbar wird, die Position neu aufbauen und/oder die Fersen mit einem Ball oder Hocker unterlagern, bis klar wird: Es ist primär eine Bauchmuskelübung, der untere Rücken und die vorderen Oberschenkel sind normal entspannt.

Tipp: Je mehr Sie sich in Ihre Knochen, in Ihren Bauplan, hineindenken, umso besser gelingt dieses „**Knochenflüstern**". Wie das Bedienen eines Geräts oder das Lernen einer neuen Sprache wird das ständige Ausrichten Ihrer Knochen schnell automatisiert. Sie gewinnen damit Selbstkompetenz über Ihren Körper und lernen, sich neu zu spüren. Das Gedankenbild beginnt sich zu wandeln: Ziel ist es, Ihren Körper so zu benutzen, dass Sie etwaige Schmerzen am Bewegungsapparat selbst wegturnen können.

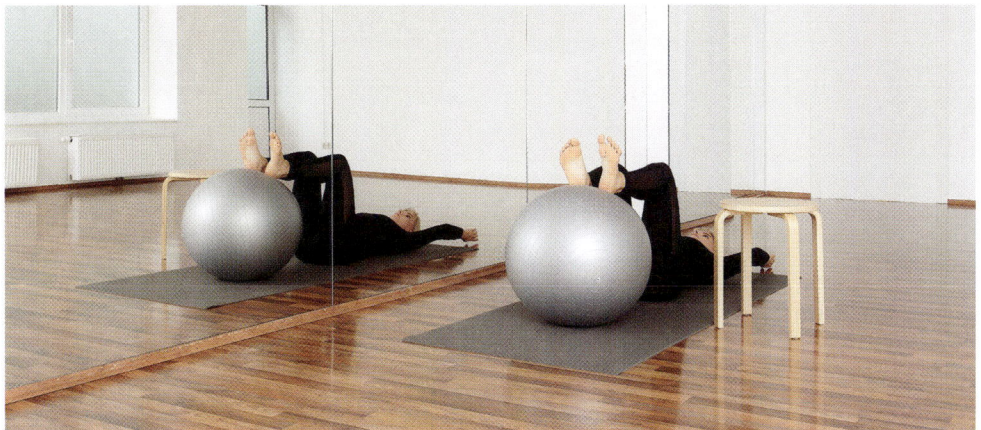

Bauchstraffer

Aktiv in die Dehnung

Die Hände von außen an die Beinrückseiten setzen, die Kniekehlen Richtung Brust ziehen, die Sitzknochen in den Gegenzug bodenwärts ausgerichtet halten. Mit dem Einatmen bewusst die organhebende Muskulatur (= Ihr Beckenboden) hoch hinauf spannen (das Wort „anspannen" initiiert meist zu viel Spannung am falschen Ort, hier aber passt es, achtsam ausgeführt, gut), mit dem Ausatmen bis zum Grundtonus des Beckenbodens lösen und gleichzeitig Ihre Knochen auseinanderfließen lassen. Nach demselben Prinzip wie am Übergang zum „Kopfunter" und in der tiefen Hocke.

Gut zu wissen:

Der Beckenboden und das Zwerchfell werden auch durch gezielte Atemführung *für* den Alltag und *im* Alltag trainiert, und zwar so, dass sie durch einen aktiven Grundtonus situationsangepasst automatisch immer richtig reagieren. Beim Bücken, Lachen, Niesen, Husten spannen sich die Muskeln über den Grundtonus hinaus blitzschnell an und halten dicht, die tiefen Bauchmuskeln sind immer mit dabei.

Tipp: Wenn Sie in Ihrem Beckenboden noch nicht ganz heimisch sind, visualisieren Sie sich beim „Anspannen" den Verlauf der betreffenden Muskeln, die tatsächlich – wie ein Boden – den gesamten Becken- und Bauchraum von unten auskleiden. Möglicherweise bildet sich so Ihr ganz persönliches Bild und Gefühl vom Beckenboden. Solange der organhebende, tragende, beckenaufrichtende Effekt spürbar ist, sind alle Ihre eigenen Bilder und Wahrnehmungen richtig.

Und wieder vernetzen sich die Füße mit dem Becken

Im Liegen aus den Kniekehlen heraus ein Bein nach dem anderen zur Seite öffnen und ablegen, bis sich die Fußsohlen treffen. Fersen zueinander bringen und vom Boden wegbewegen, bis die Beinachse stimmt. Die Fersenbeinmitten in Mini-Impulsen aneinander stupsen, bis Ihre Sitzknochen mitmachen und damit Ihre Beckenbodenmuskulatur aktiv wird. Mit den Händen am knöchernen Becken diesen Pulsen nachspüren: Sie klopfen ganz zart von innen an, jede dieser Mikrobewegungen öffnet Ihr knöchernes Becken bewusst zum V, nach oben hin weit mit Platz für alle Organe, zu den Sitzknochen hin schmäler werdend. Es ist kein Hin-Her, kein Rauf-Runter, es ist ein dreidimensionales Aktivwerden Ihrer tiefsten Kraft wie der Puls Ihres Herzens: Das ist **Kraft aus Ihrer Mitte**, im wahrsten Sinne des Wortes!

Sträuben sich Ihre Füße, die Knie- oder Hüftgelenke, bietet sich eine Unterlagerung mit Hilfsmitteln, wie auf dem Bild ersichtlich, an (Kissen, Matten, Decken, Blöcke etc.). Derart entspannt in der Position, die Fersenbeinmitten abwechselnd gegeneinander „verschmelzen" lassen, bis Sie unter Ihren Händen am Becken spüren, wie sich die Beckenhälften unabhängig voneinander bewegen, vorne an der Schambeinfuge und hinten an den Kreuzbeingelenken. Dies ist im Optimalfall Ihr Antrieb für jeden einzelnen Schritt, sei es sportlich oder im Alltag!

Gut zu wissen:

Wir Menschen funktionieren im Kreuzgang, d. h. die Beckenhälften sind gegengleich zu den Brustkorbhälften in Bewegung. Ursache von Beschwerlichkeit und Schmerzen beim Gehen und Laufen ist häufig ein nicht artgerechter Gang.

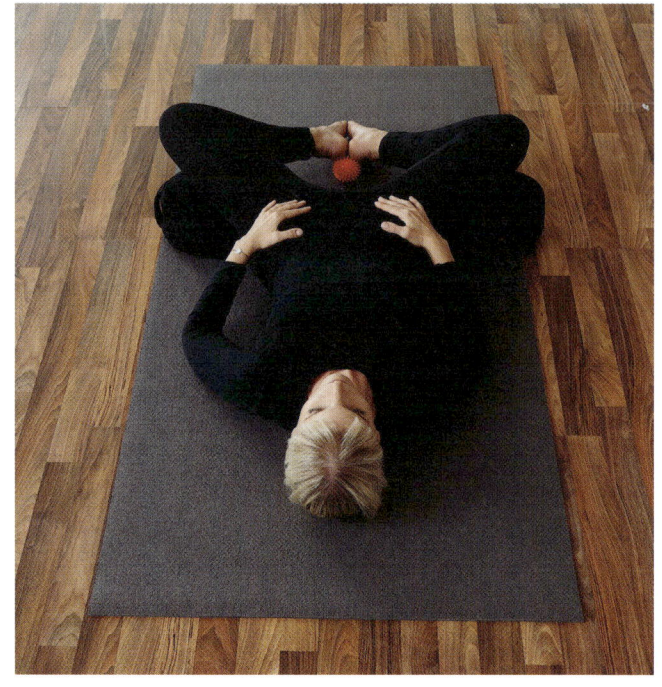

Fußsohlenfrosch

A **B** C D E F G H I J K L M N O P Q R S T U V W X Y Z

Aufgespannt wieder aufwärts

Die Knie behutsam Richtung Hüfte schließen und mit aufgespanntem
Rumpf zur Seite drehen, von dort zur Hocke kommen.

   Die Fersenbeine Richtung Boden ziehen, die Sitzknochen Richtung
Zimmerdecke ausrichten. Ohne die Fersen zu heben, mit den Handflächen zum Boden (oder auf zwei dicke Bücher, Yogablöcke o. Ä.) kommen
und zwischen Ihren Knochen Platz schaffen, bis irgendwann die Fersen
UND die Hände am Boden sind und das Kreuz gleichzeitig gedehnt ist.
Das geht schneller, als Sie glauben, Sie haben Ihre gesamte zweite Lebenshälfte Zeit zum lustvollen Üben!

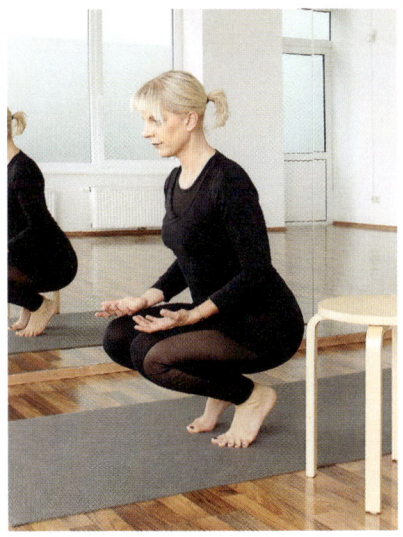
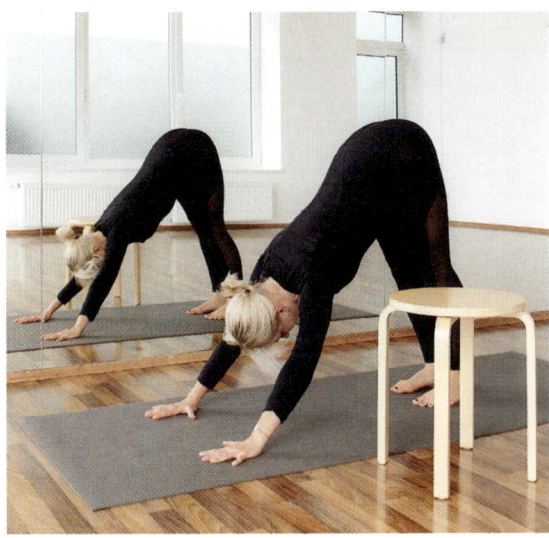

Hocke   Pyramide

Stabiler Rücken beim Beugen und Bücken

Mit den Händen zu den Füßen „laufen", bis die Unterschenkelknochen über
den Fersen schweben. Die Arme parallel zum Rumpf nach hinten ausstrecken, Handflächen zur Decke drehen und aufrichten bis zum „Steilhang",
also halbe Höhe. Die Knie bleiben über den Fersen. Spüren Sie die kraftvolle
Vernetzung, wenn die innerste Beckenbodenschicht, der „Hosenboden", mit
zupackt? Der Bauch „trägt" den Rücken – dies tut er, wenn Sie das Becken
optimal aus- und aufrichten und Ihre Rumpfmuskeln zur Körpermitte ausrichten, immer in Längsrichtung zum Kronenpunkt. Wiederum bitte darauf
achten: Ihre Muskeln dürfen im Moment sehr gerne überall vor Freude
zittern und vibrieren, im Kreuz mit Anstrengung „durchhängen", ist damit
bitte nicht gemeint.

   Beugen, Bücken, Heben sollen ab jetzt leicht und abnutzungsfrei für Sie
funktionieren. Ihre tiefen Muskeln machen's – gewusst wie!

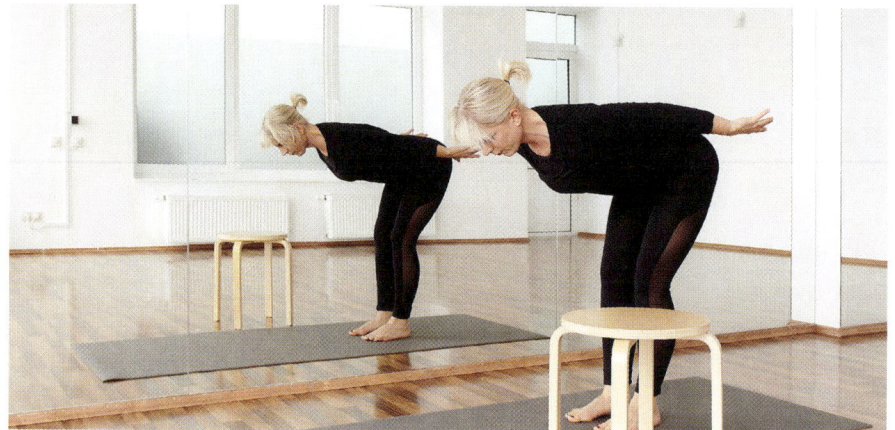

Steilhang

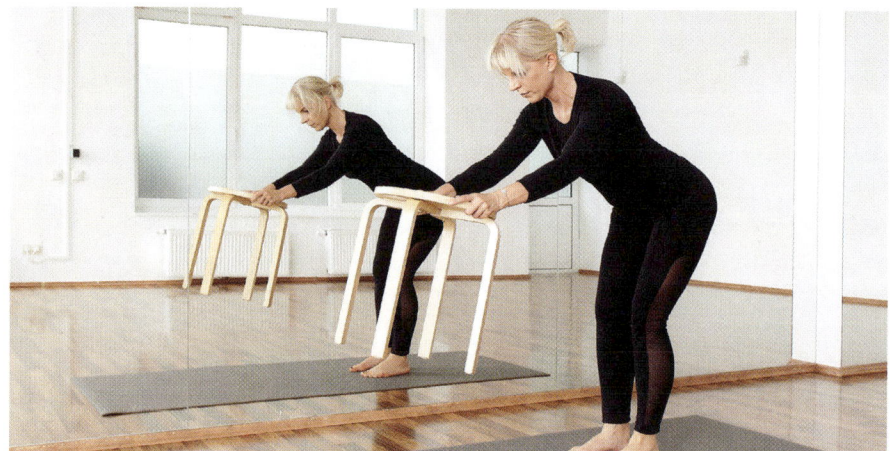

Richtiges Heben im Alltag

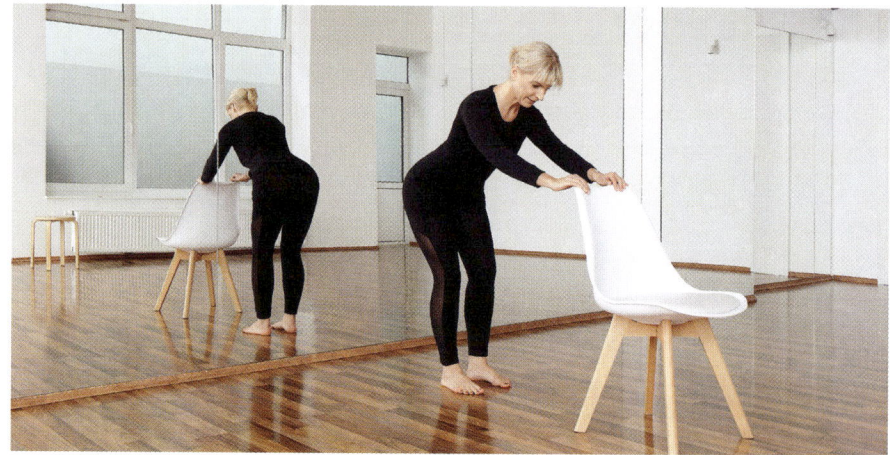

Unterstützung für den Levator-ani-Muskel

A **B** C D E F G H I J K L M N O P Q R S T U V W X Y Z

Aufgerichtet rumhängen

Wenn es Ihnen im „Steilhang" noch schwerfällt, mit den Unterschenkelknochen über den Fersenbeinen zu bleiben, so ist der Levator-ani-Muskel, der die innerste Beckenbodenschicht ausprägt, noch nicht ganz an sein neues Tun gewöhnt. Nutzen Sie den nächstbesten Türrahmen, einen Baumstamm, eine Parkbank, um sich aktiv „dranzuhängen".

Nutzen Sie Ihren Alltag als Übungsplatz, wann immer Sie können. Laborieren Sie z. B. akut an Inkontinenz, Organsenkungen, Rücken- oder Kniebeschwerden, so kann JEDE einzelne Bewegung den Unterschied zwischen Beschwerdenverschlimmerung oder -verbesserung ausmachen. Es ist also NICHT egal, ob Sie mit krummem Rücken den Geschirrspüler ausräumen oder sich nach einem Socken bücken. Bei einem technischen Gerät hätten Sie damit schon einen Kurzschluss oder Funktionsausfall ausgelöst! Warum wollen Sie es Ihrem besten Freund, dem Körper, zumuten?

Zurück in den Stand – Stehen mit Leichtigkeit und Würde

Aus dem „Steilhang" aufrichten, bis die Sitzknochen hinter den Fersen schweben und der Kronenpunkt Richtung Decke zeigt. Ihr Körper schwebt zu ca. zwei Drittel über den Fersenbeinen. Das Becken aufrichten, die Körperstatik optimieren, die Unterschenkelknochen sind über den Fersen ausgerichtet. Spüren Sie bitte nach: Sind die Kniegelenke durchlässig, die vordere Oberschenkelmuskulatur normal entspannt, Ihre tiefen Bauchmuskeln samt Beckenboden aktiv? Fühlt sich dieses Stehen leicht an? Da wollen Sie hin! So führt auch langes Stehen, selbst mit hohen Absätzen, nicht zu muskulären Verkürzungen.

Kinn im rechten Winkel zum Brustbein, der Kopf schwebt über dem oberen Halswirbel, Handflächen am Hinterhaupt entspannt verschränken, Oberarmkugeln in die Weite nach links und rechts fließen lassen. Die Augenhöhlen in den Schädel hineinziehen und Richtung Kronenpunkt ausrichten. Der Kopf wird schwebend leicht? Wunderbar! Erinnern Sie sich an Ihre Zungenwurzel? Die Lippen leicht öffnen, die Zungenwurzel nach oben an den Gaumen heranziehen-lösen-heranziehen, bis sich ein „Pulsieren" ergibt. Beobachten Sie im Spiegel, wie sich Mimik, Hals und Dekolleté unweigerlich straffen! Die Lippen sind entspannt, füllig und kommen gedanklich von den Zahnreihen weg. Durch das Prinzip Zug-Gegenzug, das Sie nun schon gut kennen, kommen die Muskeln zwischen Kinn und Ohren ins Arbeiten. Es entsteht unwillkürlich ein heimliches Lächeln – und spätestens jetzt sind sie wieder da: die Glücklichmachhormone!

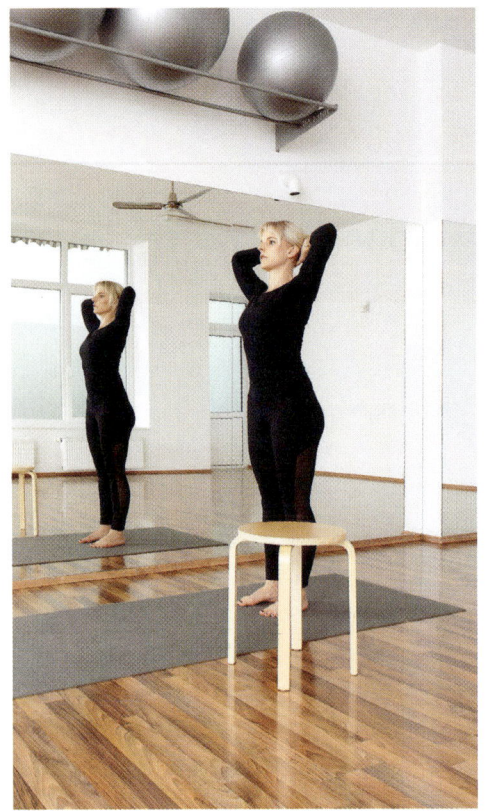

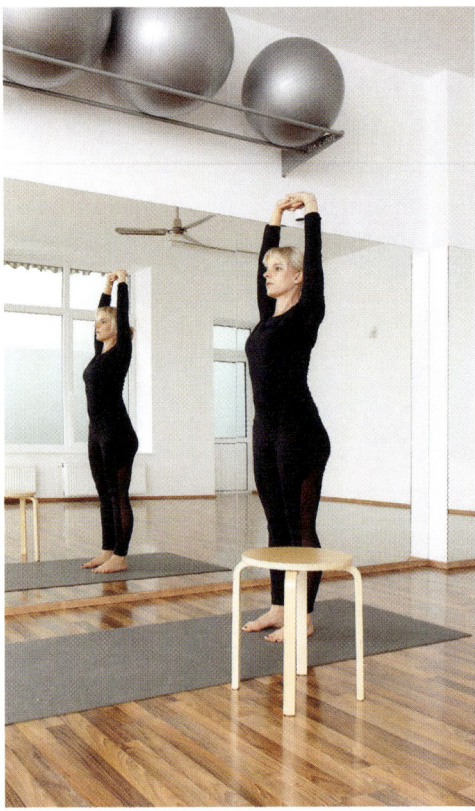

Grundposition im Stehen   **Aufspannungsturm im Stehen**

Tipp: Falls Sie an Kopf-, Nacken-, Schulterverspannungen, Schnarchen oder Schluckstörungen leiden, überprüfen Sie bitte auch Ihre (Ein)Schlafhaltung. Rückenlage wäre optimal, Seitlage braucht Obacht, Bauchlage gibt Ihnen naturgemäß die geringste Chance auf ein unzerknittertes Erwachen. Auch Ihr Kissen spielt eine Rolle. Ungünstig sind vorgeformte Kissen zur Stützung der Nackenmuskulatur: **Muskeln wollen nicht gestützt, sondern benutzt werden**. Die Stützkissen wirken wie Schuheinlagen: Sie simulieren die Arbeit der Muskeln und schwächen sie so nachhaltig. Gehen Sie mit einem leicht aufgeblasenen, stabilen Luftballon ins Bett. Der Ballon hat etwa Ei- bis Apfelgröße und kommt unter den Hinterkopf (nicht unter den Nacken!). Das fühlt sich anfangs ungewohnt und sehr wackelig an. Genau dieses Wackeln reguliert die tiefen Schichten der Mund-, Nacken-, Schädelmuskulatur.

Einen Arm nach dem anderen nach vorne ausstrecken, auf Brusthöhe verschränken und den Armrahmen nach oben nehmen – wie zu Beginn dieses Work-outs.

Von Fersenbein bis Kronenpunkt alle Knochen nach „Bauplan" sortieren, jeweils dazwischen Platz schaffen und die Muskeln an die Knochen herankommen lassen. Leichtigkeit und gleichzeitig Stabilität finden. Alles hier bereits Erwähnte gilt: einatmen am Damm, ausatmen am Kronenpunkt und hemmungslos wachsen. Die Mundwinkel zu den Ohren aufspannen, die Arme lösen, aufgespannt-entspannt durch Ihren weiteren Tag schweben!

Im eigenen Körper Zuhause-Sein

Ob Sie dieses Kurzprogramm in Teilen oder als Ganzes absolvieren, im Sitzen oder im Liegen beginnen, bleibt Ihnen überlassen. Wichtig ist nur, dass Sie es tun! Jede kleine Übungseinheit bildet einen wichtigen Beitrag zu Ihrem Zuhause-Sein im eigenen Körper. Beenden sollten Sie das Programm immer im Stehen. Morgens praktiziert, wirken die Übungen selbst nach kurzen Nächten wie ein Stimmungsbooster. Je schwächer, müder, reduzierter Sie sich mitunter fühlen, umso wichtiger ist es, sich durch Aufrichtung, Aufspannung und dem damit einhergehenden Hormonausstoß zu unterstützen. Abends durchgeführt, wirkt die bewusste Auf- und Entspannung wie eine beruhigende Meditation und fördert eine gesunde Schlafhaltung.

Ich wünsche Ihnen, dass Sie sich zu Ihrer ganzen Größe ausdehnen und Ihre inneren Flügel finden. Ein beweglicher Körper lässt auch die Seele höher fliegen!

CARPE DIEM

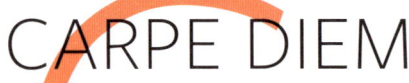

Heute II
Genieße den Duft
der Rose,
bevor der Wind
die Blüten
zum Tanz einlädt.

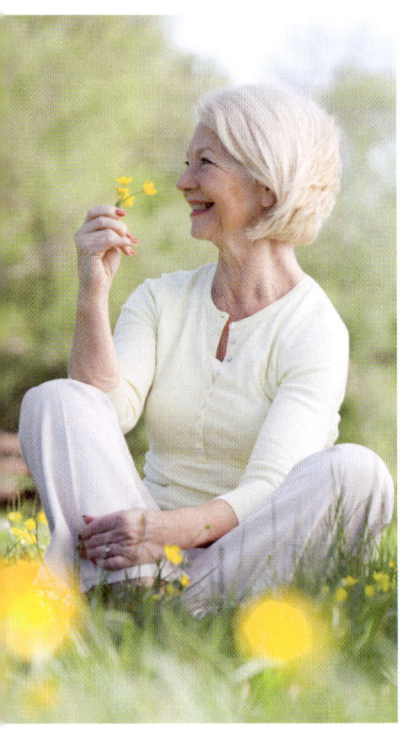

„Carpe diem" – „Nutze den Tag" ist ein geflügeltes Wort, das wohl jeder schon einmal gehört hat. Und doch wird es in unserem Sprachgebrauch in seiner Übersetzung oft falsch verstanden. Es fordert uns auf, unsere knappe Lebenszeit hier und jetzt zu genießen und das Leben nicht auf den nächsten Tag zu verschieben. NICHT gemeint ist damit, den Tag für so viele produktive Tätigkeiten wie möglich zu nützen!

Der ursprünglichen Bedeutung kommen wir näher, wenn wir „Carpe diem" mit „Genieße den Tag" oder „Pflücke den Tag" übersetzen und den gesamten Satz zitieren: „Carpe diem, quam minimum credula postero." – „Genieße den Tag und vertraue möglichst wenig auf den folgenden", schrieb der römische Dichter Horaz im ersten Buch seiner 23 v. Chr. erschienenen Oden. Horaz war ein Schüler des griechischen Philosophen Epikur. In dieser Ode wollte er dessen Philosophie beschreiben. Epikur traf sich mit seinen Schülern meist in Gärten und so beschreibt diese Ode – in einer Analogie zum Garten –, sinnlich Früchte zu pflücken. Weshalb wir auch die Übersetzung „Pflücke den Tag" finden können. Zentral für Epikur war die Entwicklung der Lust und Lebensfreude, wobei die Sinnesfreuden keineswegs hedonistisch, also oberflächlich genusssüchtig, gemeint waren. Das höchste Glück ist das „stille Glück", das stille Erleben mit allen Sinnen. (Begierden, vor allem ungestillte, galten als Widersacher der Lebensfreude.) Horaz zeigt uns, dass wir jeden Moment diese sinnliche Lebensfreude erfahren können und sollen.

A B C D E F G H I J K L M N O P Q R S T U V W X Y Z

„Carpe diem" lädt dazu ein, den kleinen, einfachen Dingen im Leben Aufmerksamkeit zu schenken, die Freude machen. Das können beglückende Momente in der Natur sein, der Genuss von köstlichem Essen, die Begegnung mit lieben Menschen, ein Sonnenuntergang, der Duft einer Blume – wenn wir dies mit Achtsamkeit und Bewusstheit erleben, voll im Moment, im Augenblick, im Jetzt verankert, dann erleben wir jede Menge Glück, für das wir dankbar sein können. Dann nützen wir den Tag, die Gunst der Stunde und leben unser Leben im Bewusstsein der Fülle.

„Carpe diem" stellt aber auch eine Frage: WIE möchte ich meine kostbare Zeit nützen? Eine Zeit, die begrenzt ist und jeden Moment verrinnt. Würde ich mich komplett fühlen, wenn ich jetzt diese Welt verlassen müsste und die Menschen, meine Umgebung, nie mehr sehen würde?

Falls die Antwort lautet: „Nein, ich würde mich nicht komplett fühlen", stellt sich die nächste Frage: Was braucht es noch? Was will ich in diesem Leben noch erreichen, vollenden, erleben?

Um sich ein Bild zu machen, wo Sie in Bezug auf Ihr Leben stehen, können Sie ein Maßband zur Hand nehmen. Mit der linken Hand halten Sie es bei Zentimeter eins und zwischen den Fingern der rechten Hand bei Zentimeter 100. Nun nehmen Sie das Band mit der linken Hand bei der Zahl Ihres jetzigen Alters. Mit der rechten Hand wandern Sie zu der Zahl der durchschnittlichen Lebenserwartung. Bei Männern beläuft sie sich aktuell auf 79, bei Frauen auf 84 Jahre. Wie viel (Lebenszeit) bleibt noch?

Diese Übung kann uns veranschaulichen, dass nicht mehr so viel Zeit bleibt, wie wir es uns vielleicht wünschen. Dies zu realisieren ist ernüchternd, ernüchtert sein heißt, eine Situation klar zu sehen, vielleicht auch aus einer Illusion aufzuwachen. Sie können auch auf der Website der Statistik Austria (www.statistik.at/Lebenserwartung) Ihr Geburtsdatum eingeben und die Jahre sehen, die Ihnen – laut Statistik – noch bleiben.

Der eigenen Sterblichkeit und unumstößlichen Vergänglichkeit ins Auge zu sehen, ist nicht leicht und erfordert Mut und Stärke. Im ersten Moment kann es sein, dass

WIE möchte ich meine kostbare Zeit nützen?

Nehmen Sie sich einen Moment Zeit, legen Sie das Buch zur Seite und beobachten Sie, was Sie im Moment sinnlich wahrnehmen können. Was hören Sie? Was sehen Sie? Was riechen Sie? Welchen Geschmack haben Sie im Mund? Wie spüren Sie Ihren Körper? Wie ist Ihr Gesichtsausdruck – entspannt oder angespannt? Wie ist die Raumtemperatur – angenehm warm oder kühl? Sitzen Sie entspannt?

Was immer Sie wahrnehmen, manches wird angenehm, manches wird unangenehm sein, manches wird neutral sein. Wählen Sie das Angenehme aus und genießen Sie diese Wahrnehmung so lange, wie es für Sie angenehm ist. Lassen Sie sich ganz auf diesen Sinnesgenuss ein, ohne einen Gedanken der Interpretation. Wiederholen Sie diese einfache Übung mehrmals am Tag. Kurze Momente, in denen Sie einfach genießen, da zu sein, präsent zu sein. Pflücken Sie diese Momente, es sind Ihre Früchte, die Früchte, die es während eines langen Tages immer wieder zu ernten gilt.

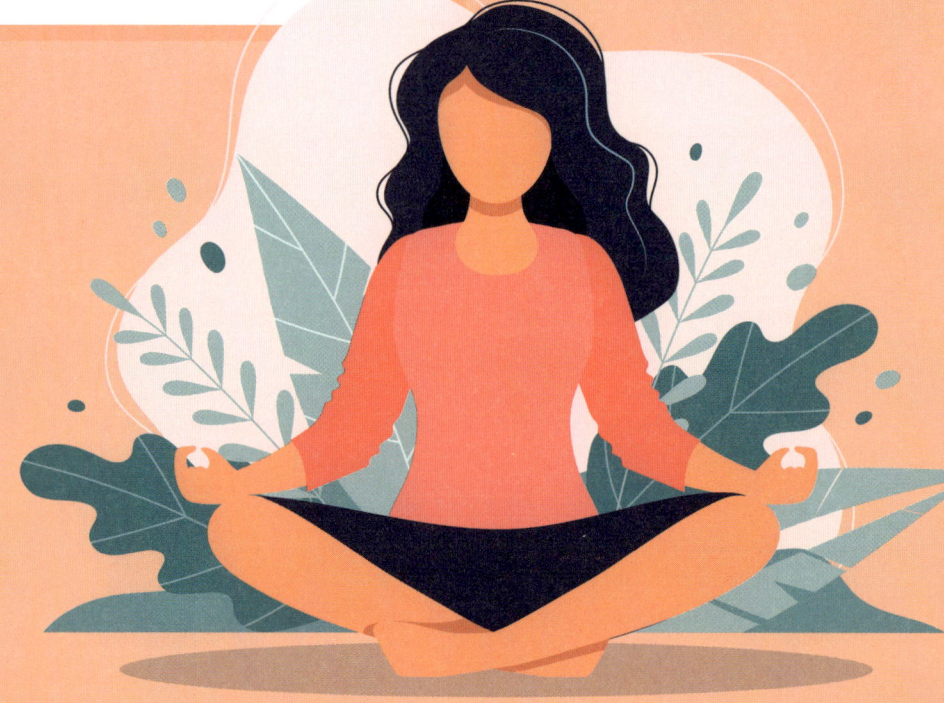

A B **C** D E F G H I J K L M N O P Q R S T U V W X Y Z

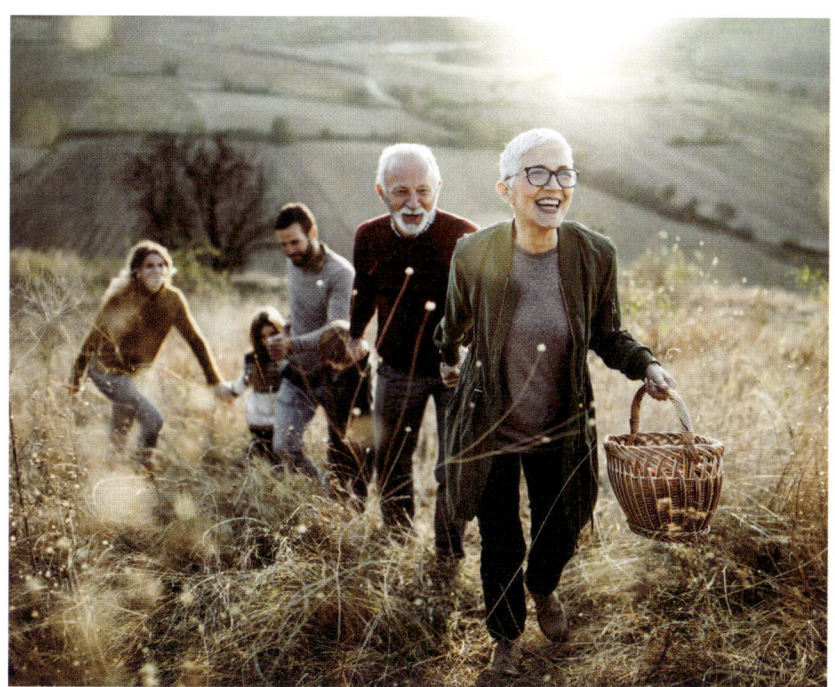

wir auch von Bedauern, Reue, Schuld oder Scham geplagt werden. Menschen bereuen und bedauern meist nicht das, was sie getan haben, sondern das, was sie *nicht* getan haben. Bevor Sie die Vergangenheit loslassen können, müssen Sie sich diesen Gefühlen stellen. Verzeihen Sie vor allem sich selbst, aber verzeihen Sie auch anderen. Spüren Sie nach, was Sie brauchen, um verzeihen zu können. Erst dann ist es möglich, das, was geschehen ist, sein zu lassen – es GUT sein zu lassen.

Das ist der Ausgangspunkt dafür, geistige Ruhe zu entwickeln, um mit Lebenslust das Hier und Jetzt genießen zu können. Entwickeln Sie ein lebendiges Interesse an Ihrer Umwelt, einen aktiven Geist, der wach und gleichzeitig ruhig und zufrieden ist.

Überlegen Sie, welche „stillen" Qualitäten Sie in Ihr Leben einladen möchten, wie Sie achtsamer leben und mehr genießen können.

In diesem Sinne: „Carpe diem!"

DANKBARKEIT

Lichtspiel IV
Strecke dein Gesicht in die Sonne.
Zähle alle Strahlen,
die deine Haut kitzeln.
Bei Hundert
beginn von vorne.

Dankbarkeit heißt, in jedem Augenblick alles, was uns begegnet, als Gabe, als Geschenk und nicht als selbstverständlich hinzunehmen. Dann erwacht in uns eine neue „Lebendigkeit" und wir finden unzählige Gelegenheiten, uns zu freuen – auch in Situationen, die uns zunächst einmal gar nicht als Geschenke erscheinen. Wer ist schon dankbar für ein Missgeschick, eine schlechte Nachricht, einen weiteren Stolperstein im Leben?

Wenn wir jedoch erkennen, dass jeder Stolperstein eine Möglichkeit zu lernen und zu wachsen ist, können wir sogar dafür dankbar sein. Wenn ein umgestürzter Baum meinen Weg versperrt, kann ich durch Unachtsamkeit drüberstolpern oder ihn ganz bewusst als Klettermöglichkeit, als Fitnessgerät nützen oder mich darauf stellen, um eine bessere Aussicht zu genießen. Es kommt nur auf die Betrachtungsweise, auf den offenen Geist an. Den alltäglichen Schwierigkeiten und Missgeschicken mit Gelassenheit und Humor begegnen zu können und dankbar für diese Erfahrung zu sein, ist eine wichtige psychologische Ressource und gut für die seelische Gesundheit.

So entwickeln wir uns weiter und reifen immer mehr zu einer Persönlichkeit, die der nächsten Herausforderung vielleicht schon mit einem Lächeln begegnet.

Dankbarkeit ist die größte Kraft, wer dankbar ist, ist glücklich, wer dankbar ist, blüht auf.

Dankbarkeit kann bewusst entwickelt und kultiviert werden: Es gibt jeden Tag unzählige Gelegenheiten zu danken. Wenn wir die eigene Wahrnehmung vom Mangel hin zur Fülle lenken, von dem, was nicht funktioniert, zu dem, was

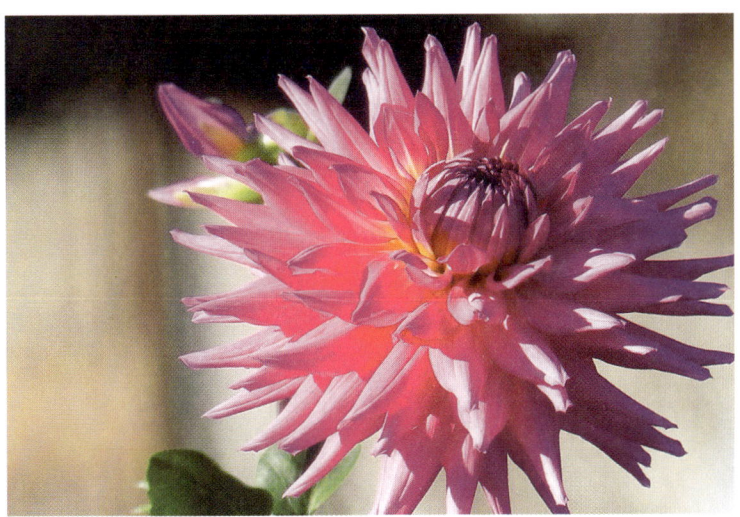

schon da ist, was gut und schön, was nicht selbstverständlich ist, fällt uns sicher viel ein, wofür wir dankbar sein können. In der Früh nach dem Aufwachen können wir schon dankbar sein für unseren Schlaf, für unseren Körper, für die Aussicht auf ein Frühstück. Wenn wir abends vor dem Einschlafen den Tag Revue passieren lassen, können wir dankbar sein für Begegnungen, schöne Momente, gelungene Aktionen oder sogar mit einem Schmunzeln für etwas, was nicht so gelungen war unter dem Motto: „Es muss nicht alles perfekt sein", also Dankbarkeit für Lernschritte und Wachstumsmöglichkeiten.

Je mehr wir unseren Fokus auf das Positive, das Gelungene, das Schöne in unserem Leben lenken, umso mehr tritt das, was noch nicht so rund, geschweige denn perfekt ist, in den Hintergrund. Diese positive Ausrichtung nährt unser Gehirn, trainiert es um und wirkt sich auch positiv auf unseren Körper aus.

> „Nicht die Glücklichen sind dankbar. Es sind die Dankbaren, die glücklich sind."
>
> (Sir Francis Bacon, englischer Philosoph, 1561–1626)

DANKBARKEITSGLAS

Besorgen Sie sich ein etwas größeres, dekoratives Konfekt- oder Marmeladenglas und kleine Notizzettel. Stellen Sie das Glas an einem gut sichtbaren Ort, z. B. in Ihrer Küche, auf. Jedes Mal, wenn Ihnen etwas Erfreuliches widerfährt, wenn Sie Dankbarkeit verspüren, machen Sie eine kurze Notiz auf einem der Zettel, schreiben Sie das Datum dazu und ab ins Glas. Die ganze Familie darf mitmachen. Auch Karten von einem Kino-, Theater- oder Konzertbesuch dürfen hinein ebenso wie Muscheln oder ein schöner Stein vom letzten Urlaub. Am Ende des Jahres – vielleicht als neues Ritual zu Silvester – leeren Sie das Glas aus und können so alle erfreulichen Momente des vergangenen Jahres noch einmal durchgehen und wieder-erleben. Sie werden sehen, an vieles können Sie sich gar nicht mehr erinnern! (Das Dankbarkeitsglas funktioniert übrigens auch gut am Arbeitsplatz, um sich bewusst zu machen, was im Team alles gelungen ist.)

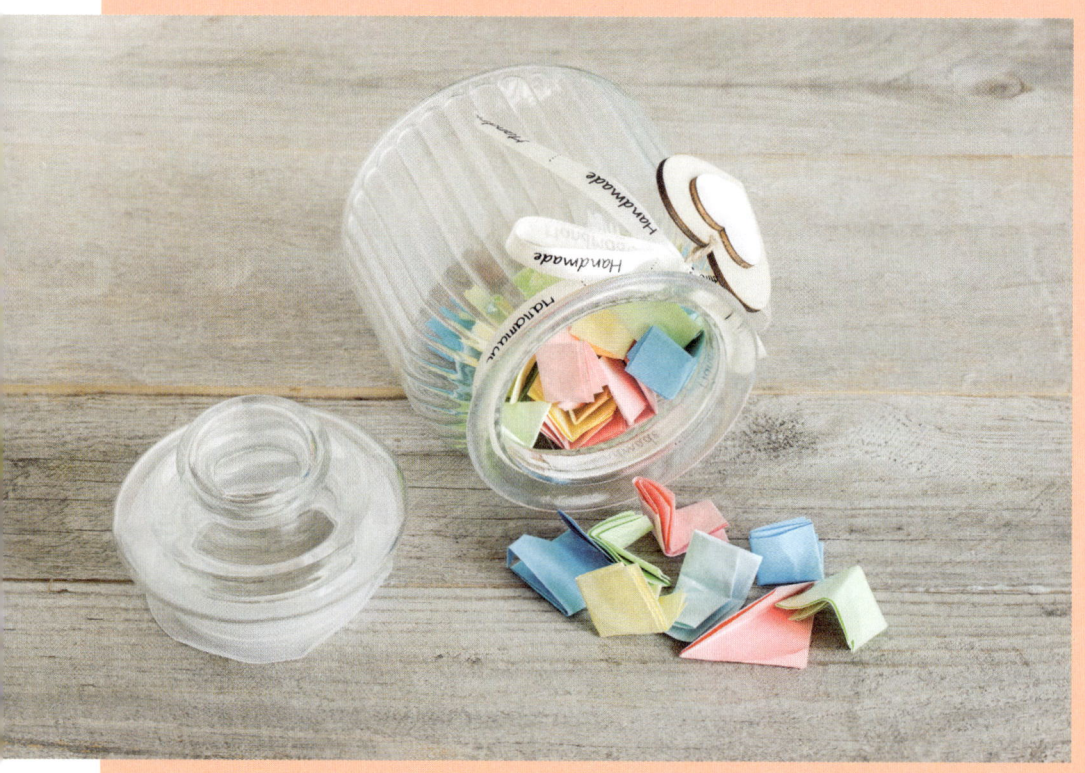

MORGENLOB und ABENDDANK

(Für diesen Impuls beDANKen wir uns bei
Petra Schwiglhofer.)

Schenken Sie sich jeden Morgen drei Minuten Zeit.
Setzen Sie sich gemütlich hin. Legen Sie ein Blatt Papier
oder ein eigenes Schreibheft sowie Kugelschreiber, Füll-
feder o. Ä. zurecht. Atmen Sie ein-, zweimal tief durch.
Starten Sie einen Drei-Minuten-Timer (Sanduhr oder
Handy) und schreiben Sie einfach drauflos.
Beginnen Sie jeden Satz mit: **Ich lobe diesen Morgen
für ...** und vervollständigen Sie ihn immer unterschied-
lich. Schreiben Sie ohne Unterbrechung, bis die drei
Minuten um sind.
Betrachten Sie Ihre Zeilen mit einem Lächeln.
Es wird ein schöner Tag!

Am Ende des Tages, bevor Sie zu Bett gehen, schenken
Sie sich fünf Minuten Zeit.
Suchen Sie sich einen bequemen Platz. Schreiben Sie
erneut die gesamte Zeitspanne ohne Pause.
Jeder Satz beginnt mit: **Ich bin heute dankbar für ...**
Wenn die fünf Minuten um sind, bestätigen Sie Ihre Zeilen
mit einem dankbar zufriedenen Atemzug.
Es war ein schöner Tag, gute Nacht.

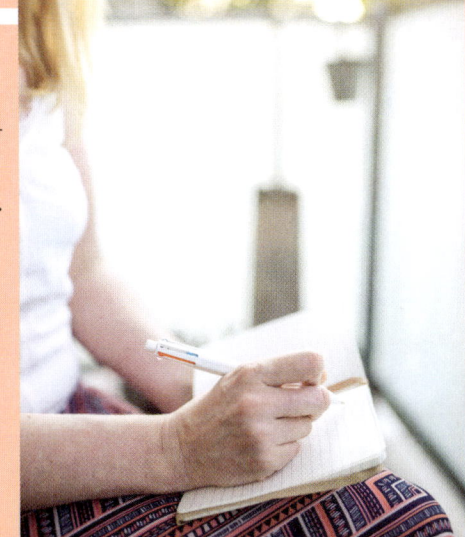

Mit diesem Fokus richten Sie Ihre Aufmerksamkeit auf das Positive. Sie werden beobachten, dass Sie mit der Zeit immer öfter Schönes, Erfreuliches, Beglückendes wahrnehmen.
Denken wir an Positives, werden im Gehirn
die Nervenzellen anders verknüpft, als wenn
wir negative Gedanken haben. Allein der Gedanke an negative Ereignisse löst bereits ein
Gefühl von Angst oder Stress aus. Ein guter
Grund, ganz bewusst so viele positive Ein-
drücke wie möglich zu sammeln.

ERNÄHRUNG – ESSEN – GENUSS

Gastbeitrag von **Dr.ⁱⁿ med. Barbara Sciborsky,** Allgemeinmedizinerin mit den Schwerpunkten Psychosomatik, Adipositas, TCM (Ernährungslehre nach den 5 Elementen, chinesische Kräuterlehre, Akupunktur)

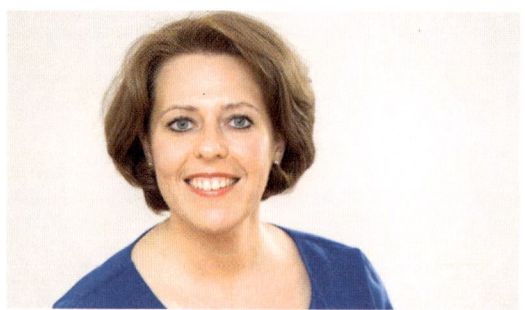

Ziel einer sinnvollen und ausgewogenen Ernährung ist es, den Körper mit all jenen Stoffen zu versorgen, die er benötigt, um den Anforderungen des Lebens gerecht zu werden. Unser Organismus wird aus den Stoffen aufgebaut, die wir zu uns nehmen. Denn es gilt das Zitat: „Du bist, was du isst."

Wir brauchen Energie für jeden einzelnen Prozess in unserem Körper, z. B. um eine einzelne Zelle zu bilden und dafür zu sorgen, dass diese ideal arbeiten kann. Für den Aufbau der Muskulatur, damit wir uns geschmeidig bewegen können und unser Bewegungsapparat gestützt wird. Für eine gute Verdauung, einen klaren Geist, einen guten Schlaf, einen gesunden Glanz in den Augen bzw. für den Glanz der Haut und der Haare.

Eine gesunde Ernährung stellt einerseits einen wesentlichen Faktor in der Prävention dar, andererseits ist sie auch in der Therapie von großer Bedeutung, um bei bereits vorhandenen Erkrankungen unterstützend und lenkend einzuwirken.

Essen spielt in jeder Lebensphase eine wichtige Rolle. Aus meiner Erfahrung als Ärztin weiß ich jedoch, dass es vor allem mit zunehmendem Alter immer wichtiger wird, darauf zu achten, was konsumiert wird. Viele Menschen berichten, dass sie früher problemlos alles essen konnten, mit fortschreitendem Alter aber viele Speisen nicht mehr so gut vertragen. Ist man jünger, verzeiht der Körper mehr.

Kennt man die Grundlagen für eine ausgewogene, sinnvolle und adäquate Ernährung und handelt danach, kann man sich das Leben deutlich einfacher machen. Genuss und gesunde Ernährung gehen durchaus Hand in Hand.

Nachfolgend einige grundsätzliche Empfehlungen, die ihren Ursprung in der Ernährungslehre der Traditionellen Chinesischen Medizin (TCM) haben. Werden diese Grundsätze sukzessive in den Alltag integriert, so fördert dies Ihr Wohlbefinden und Ihre Gesundheit beträchtlich. Sie verbrauchen dann Ihre Energiereserven nicht mehr in erster Linie für das Verarbeiten des Essens und haben dadurch mehr Energie für die schönen Dinge des Lebens übrig.

Bei trockenen Augen und Haaren:

- Schwarzer Sesam (Zubereitung: Schwarzen Sesam in einer Pfanne ohne Öl erhitzen, bis er gut duftet und zum Springen anfängt, dann zermörsern und in einem Glasgefäß aufbewahren. Diese Vorbereitung ist notwendig, da der Sesam sonst vom Körper nicht aufgenommen werden kann.)
- Frische, gehackte Petersilie nach dem Kochen über das Essen streuen
- Tee aus Chrysanthemenblüten, Goji-Beeren und Jujuba-Datteln (einzelne Komponenten im Bioladen oder in der Apotheke erhältlich)

IHR OPTIMALER SPEISEPLAN:

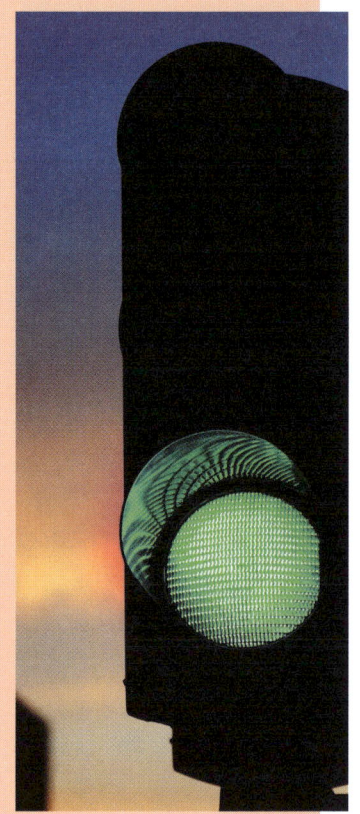

- Drei Mahlzeiten am Tag – zwischen den Mahlzeiten sollte ein Abstand von etwa 3–4 Stunden sein.
- Die Mahlzeiten sollten möglichst aus gekochten Speisen bestehen, die aus frischen und reifen Nahrungsmitteln hergestellt werden.
- Insbesondere ein warmes Frühstück sorgt für einen energievollen Start in den Tag.
- Das Abendessen sollten Sie möglichst früh einnehmen, weil Ihre Verdauung sonst nachts arbeitet (und dies ineffizienter als tagsüber), anstatt zu ruhen; je später Sie essen, desto leichter verdaulich sollte die Mahlzeit sein.
- Kochen Sie vorwiegend „suppig, saftig, soßig"; dies ist besonders bekömmlich für den Magen.
- Kresse, Ingwer, die Schale von Bio-Zitrusfrüchten und kleine Mengen bitterer Blattsalate (z. B. Rucola, Radicchio) regelmäßig verwendet, machen das Essen bekömmlicher. Petersilie und schwarzer Sesam veredeln die Speisen nicht nur optisch, sie fördern auch die guten Säfte im Körper.
- Achten Sie auf gute Qualität der Zutaten und verwenden Sie regionale und saisonale Nahrungsmittel, möglichst aus biologischem Anbau. Viel Gemüse, abwechslungsreich in der Farbe, vor allem jedoch grünes Gemüse, das viele essenzielle Vitalstoffe enthält, die den Körper ideal unterstützen.
- Bauen Sie häufig Hülsenfrüchte wie Linsen, Bohnen und Kichererbsen in den Speiseplan ein. Achten Sie auf die richtige Zubereitung und nehmen Sie zu Beginn nur kleine Mengen davon zu sich, damit sich Ihre Verdauung daran gewöhnen kann.
- Fleisch sollte regelmäßig, aber nur in kleinen Mengen genossen werden und vor allem ausschließlich in guter Qualität.
- Getränke: Trinken Sie vor allem warmes Wasser. Kräutertees und Grüntees sollten in kleineren Mengen konsumiert werden, um kein Ungleichgewicht zu erzeugen, da sie eine spezielle Wirkung im Körper entfalten.

Ingwer regelmäßig in kleinen Mengen (v. a. bei Fleischgerichten) verwendet, unterstützt die Verdauung und hilft gegen Übelkeit.

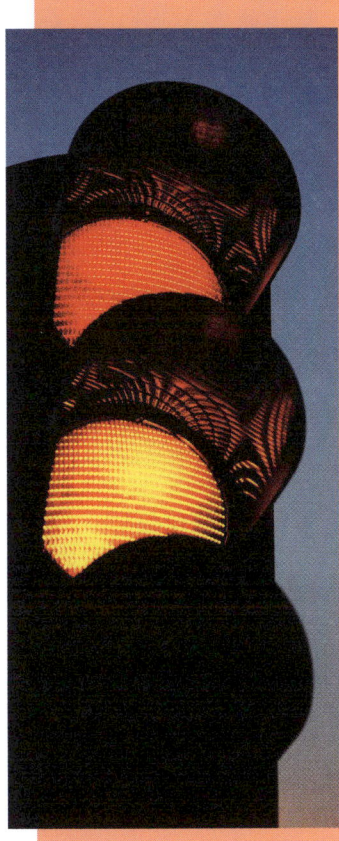

DIESE LEBENSMITTEL BITTE NUR IN KLEINEN MENGEN

- Herkömmliches Brot und Gebäck aus dem Supermarkt (gute Produkte aus speziellen Bäckereien, wo der Teig mit Sorgfalt zubereitet wird, rasten kann und gut ausgebacken wird, sind erlaubt), Fertigmüsli
- Rohkost wie rohes Gemüse, Obst, Salate (Ausnahme: bittere Blattsalate) und Smoothies sind schwer verdaulich und belasten die Verdauung
- Milchprodukte wie Milch, Käse, Joghurt, Crème fraîche, Sahne (Schlagobers), Saure Sahne (Sauerrahm) sind von ihrer thermischen Wirkung her kalt und machen die Verdauung träge und ineffizient
- Wurst (enthält viele Geschmacksverstärker und Farbstoffe, die eine Belastung für den Organismus darstellen)
- Fast Food oder chemisch verarbeitete Nahrungsmittel, Fertigprodukte
- Mikrowellengerichte
- Schwer verdauliche Speisen wie Frittiertes oder Paniertes
- Süßspeisen, Süßigkeiten, Knabbergebäck, geröstete und gesalzene Nüsse
- Fruchtsäfte, Softdrinks, Energydrinks

Eine Speise ist besonders wohltuend und rund im Geschmack, wenn alle fünf Geschmacksrichtungen (bitter, süß, salzig, sauer, scharf) vertreten sind. Für den bitteren Geschmack kann mit einer kleinen Menge bitterer Blattsalate (z. B. Rucola, Radicchio) gesorgt werden.

Die zuvor genannten Grundsätze stellen die Basis dar, nach deren Kriterien die Mehrzahl aller Speisen zubereitet werden sollte. Ausnahmen dürfen jedoch durchaus sein! Sind Sie bei Freunden zum Essen eingeladen oder stehen Feste an, dann essen Sie mit Genuss und Freude alles, was Ihnen schmeckt – in Maßen.

Wenn Sie der Heißhunger nach Fast Food oder üppigen Mehlspeisen überfällt, hilft manchmal der Gedanke daran, wie Sie sich nach dem Essen fühlen wollen – schlapp und müde oder angenehm gesättigt und voll neuer Kraft.

Im Zusammenhang mit der Verdauung ist auch der Stuhlgang ein ganz wichtiges Thema. Schulmedizinisch betrachtet, spricht man von einer normalen Stuhlfrequenz zwischen dreimal am Tag und dreimal pro Woche. Vielen Menschen ist jedoch ein täglicher Stuhlgang wichtig, in der Traditionellen Chinesischen Medizin ist genau dies das Ziel: einmal am Tag ein geformter Stuhl, ohne Geruch, mit einer leichten Entleerung einhergehend.

Voraussetzung hierfür ist eine ausgewogene Ernährung, eine adäquate Trinkmenge (im Schnitt ca. 1,5 Liter, aber mit Berücksichtigung von speziellen Umständen wie großer Hitze, Sport etc.), regelmäßige Bewegung, Stressreduktion, Psychohygiene und das Fließenlassen der Emotionen.

Eine Ernährungsumstellung erfordert zu Beginn zwar mehr Energie, zumal unser Gehirn alte Routinen liebt, hat man sich aber erst einmal an die positiven Veränderungen im Körper gewöhnt, kann man sich eine andere Ernährungsform gar nicht mehr vorstellen.

Bleiben Sie dran, seien Sie neugierig, kreativ und spüren Sie einfach nach, wie Ihnen eine bestimmte Speise bekommt! Fühlen Sie sich danach satt und wohl, war es die richtige Ernährung. Werden Sie hingegen von Blähungen gequält und würden Sie nach dem Essen am liebsten die Hose öffnen oder sich hinlegen, dann war das Essen nicht ideal für Sie.

Wollte man die wesentlichen Kriterien für eine gesunde Ernährung in einem einzigen Satz zusammenfassen, würde ich Ihnen folgende Empfehlung ans Herz legen: „Regionale, saisonale Nahrungsmittel, in guter Qualität, frisch und reif, selbst zubereitet und mit Gewürzen abgeschmeckt!"

Artischocken, Hirse, Gerstenwasser, Azuki-bohnen, Yamswurzel, Champignons und die Schale von Bio-Zitrusfrüchten leiten gut pathologische Feuchtigkeit aus, was bei Symptomen wie z. B. schwere Beine, Cellulite oder einem dumpfen Gefühl im Kopf empfehlenswert ist.

Kresse, Sprossen, Keimlinge sind ein Feuerwerk an Vitalstoffen für Ihren Körper.

Brokkoli gehört zu den gesündesten Gemüsesorten, hat einen hohen Vitamin- und Mineralstoffgehalt und verfügt über krebshemmende Wirkstoffe.

Roter Reis senkt die Blutfette und sollte regelmäßig konsumiert werden. Eine Alternative sind rote Reiskapseln aus der Apotheke.

Raffiniertes Salz aus dem Supermarkt ist reines Natriumchlorid, verwenden Sie lieber **Meersalz oder Steinsalz** aus dem Bioladen, es ist v. a. für die Knochen wertvoll.

FAMILIE UND FREUNDSCHAFTEN

Lichtspiel II
Leg den Arm um eine Freundin,
sag ihr,
sie ist ein wundervoller Mensch.
Beobachte, wie sie strahlt.
Beobachte, wie du strahlst.

Aus vielen Studien geht hervor, dass ein glückliches Familienleben, eine erfüllende Partnerschaft, inspirierende und tragfähige Freundschaften ein essenzielles Fundament für Zufriedenheit und Wohlbefinden im Alter sind. Als Mediatorin mit über 20-jähriger Erfahrung weiß ich, Susanne, dass gerade dieser Bereich die größte Herausforderung für Menschen ist. Als Leiterin eines Pflegeheims führte ich unzählige Gespräche mit enttäuschten oder schuldbeladenen Angehörigen oder musste erleben, dass Menschen nicht „gehen" konnten, weil noch offene Konflikte mit den Kindern im Raum standen oder diese den Kontakt mit ihren Eltern im Pflegeheim gänzlich abgebrochen hatten. Auch Geschwisterkonflikte, die zu jahrelangem Schweigen geführt haben, manifestieren sich in einer bewussten oder unbewussten Belastung, was eine Einschränkung der Lebensqualität für alle Beteiligten zur Folge hat.

Bevor wir uns der Frage widmen, wie Beziehung *gelingen* kann, möchten wir auf das aus unserer Sicht wichtigste und schwierigste Beziehungsthema überhaupt eingehen: auf die **VERGEBUNG**.

Beim Wort Vergebung denken wir meist an Situationen, die innerlich noch nicht abgeschlossen sind. Oft ist damit ein Gefühl von Schuld verbunden. Wir fühlen uns schuldig oder empfinden, dass andere sich schuldig gemacht haben. Diese offenen Schuldgefühle sind belastend. Für ein erfülltes Leben ist es ganz wichtig, etwas hinter sich lassen zu können, ohne es zu verdrängen. Nun ist es allerdings oft nicht möglich, einen „fairen" Ausgleich zu finden. Wenn es möglich ist, versuchen wir uns zu „entschuld(ig)en".

Wortspiel I
Achte, ob
die Worte weich
im Mund zergehen,
bevor du sie verschenkst.

A B C D E **F** G H I J K L M N O P Q R S T U V W X Y Z

Was aber, wenn der andere die Entschuldigung nicht annimmt? Wenn es kein Gegenüber mehr gibt? Wenn uns Unrecht angetan wurde und niemand versucht, einen Ausgleich zu finden?

Unser Gerechtigkeitsgefühl sagt uns, es *muss* einen Ausgleich geben. Aber das ist ein gefährlicher Weg. Es *sollte* einen Ausgleich geben. Wenn das nicht möglich ist, brauchen wir etwas anderes, um inneren Seelenfrieden zu erlangen. Und das ist die **Vergebung**. Manchmal müssen Sie sich also entscheiden, was Ihnen wichtiger ist: innerer Frieden oder Gerechtigkeit?

Wenn Sie sich für den inneren Frieden, für das Schließen eines Kapitels in Ihrem Leben, entscheiden, wird Vergebung Ihnen helfen.

Schauen wir uns das näher an und beginnen mit unseren eigenen Schuldgefühlen. Es gibt wohl kaum jemanden, der in Bezug auf andere Menschen noch nie etwas getan hat, das er/sie bereut. Wenn Sie sich nicht entschuld(ig)en können, ist es ganz entscheidend, sich selbst verzeihen zu können. Sie sind ein Mensch, der nicht perfekt ist. Es ist ein Teil des Lebens, Fehler zu machen, nur durch diese lernen wir. Stellen Sie sich vor, dass Sie sich selbst liebevoll in den Arm nehmen, wie eine Mutter ihr Kind, und dass Sie sich aus tiefstem Herzen verzeihen. Verdrängen Sie nichts, sehen Sie genau hin, was passiert ist, aber öffnen Sie sich einem tiefen Verstehen, was Menschsein bedeutet, und verzeihen Sie sich.

Erst wenn Sie das können, sind Sie fähig, anderen verzeihen zu können. Sie brauchen dieses Verständnis, diese innere Weisheit, die Sie dann auch auf andere ausdehnen können.

Wir alle tun einander immer wieder durch achtlos Dahingesagtes oder mit Kommentaren, die aus einer ersten Emotion heraus fallen, weh. Wir lügen, wir überschreiten Grenzen, halten Vereinbarungen nicht ein, plaudern Geheimnisse aus. Wir erfüllen Erwartungen nicht – wissentlich oder unwissentlich, wir „überfahren" andere mit der Geschwindigkeit, mit der wir Dinge erledigen oder erledigt haben wollen, ohne auf das Tempo der anderen Rücksicht zu nehmen. Wir legen Maßstäbe an andere, die wir selbst nicht einhalten könnten, wir überfallen andere mit Vorwürfen, wir machen andere für unsere Stimmungen verantwortlich. Die Aufzählung könnte noch lange weitergehen. Finden Sie sich da oder dort wieder?

Wie sieht es um die Qualität IHRER Beziehungen aus? Ganz ehrlich! Gibt es da oder dort – hoffentlich nur symbolisch – Leichen im Keller?

Aus den Neurowissenschaften wissen wir, dass seelische und körperliche Verletzungen gleich schmerzhaft sind und in unserem Gehirn auch in derselben Region, ebenso wie in unseren Zellen, abgespeichert werden. Beim geringsten Auslöser kommen diese Verletzungen wieder an die Oberfläche.

Selbst nach jahrzehntelanger Erfahrung ist es für Mediatorinnen und Mediatoren berührend, wenn Sie hören, in welch unglücklichen Beziehungen Menschen leben, oft jahrelang kein Wort mehr miteinander gesprochen haben wegen einer Verfehlung, die in Groll und Verbitterung lebendig gehalten wird, wie in einem Kokon, den ich ständig nähre und der mir dadurch Energie raubt. Energie, die ich in (Lebens-)Freude investieren könnte.

Nehmen wir ein simples Beispiel aus dem Alltag: Sie fahren mit dem Auto in die Arbeit und kurz vor einer Kreuzung schneidet Sie ein anderer Autofahrer. Geistesgegenwärtig verhindern Sie eine Kollision und schimpfen dem anderen erschrocken und wütend hinterher. Am Arbeitsplatz erzählen Sie Ihrem Kollegen von dem Vorfall und spüren den Ärger wieder in sich aufsteigen. Etwas später an diesem Tag telefonieren Sie mit Ihrer besten Freundin und erzählen auch ihr, wie knapp Sie heute einem Unfall entgangen sind, die Emotion spüren Sie beim Erzählen wieder in jeder Faser Ihres Körpers. Abends schildern Sie Ihrem Mann in aller Dramatik die Szene und können vor frisch aufgeladener Emotion kaum einschlafen … Sie merken schon – der andere Autofahrer war bereits in derselben Minute über alle Berge und hat sicher keinen Gedanken mehr an diesen Vorfall verschwendet. Sie hingegen nähren mit jedem Mal Erzählen Ihren Ärger und schaden sich so selbst am meisten. Eine liebe Kollegin von Susanne pflegte in so einem Fall immer zu fragen: Wem wollen Sie so viel Macht über Ihr Leben geben? Niemandem, hoffentlich!

Und jetzt legen Sie bitte das harmlose, weil gut ausgegangene Autobeispiel auf jene Menschen um, die Ihnen am nächsten stehen, diejenigen, von denen Sie wertgeschätzt, sogar geliebt werden wollen. Wie oft nähren Sie da Ihren Ärger? Wie oft käuen Sie Situationen wieder und wieder und vergrößern dadurch IHREN Ärger, IHRE Angst, nicht wertgeschätzt, nicht geliebt zu werden? Wie sicher sind Sie WIRKLICH, dass die oder der andere Sie verletzen, ärgern, schädigen wollte?

Und wohin führt Sie IHR Ärger, IHRE Wut? Selbst wenn Sie das Gefühl haben, dass Sie absolut im Recht sind, geht es IHNEN wirklich gut mit Konflikten?

Wenn wir lernen zu vergeben, können die Wunden ausheilen, wir beLASTen uns nicht länger mit alten Themen, die wir nachTRAGEN, beSCHWERen uns nicht selbst mit Erinnerungen, in denen wir selbst auch nicht gut wegkommen.

Vergebung hat nichts zu tun mit Nachgeben oder Entschuldigen, dadurch wirken Verletzungen oft unter der Oberfläche weiter. Vergebung ist ein Prozess der Transformation, sie kann nicht erzwungen werden. Es braucht Geduld, Selbstmitgefühl und Großzügigkeit. Wir vergeben dabei nicht die Tat, sondern dem Täter, der Täterin, im Bewusstsein, dass wir alle miteinander verbunden sind und wir alle immer wieder Handlungen setzen, die Vergebung der anderen bedürfen. Auge um Auge macht nur die ganze Welt blind.

Wir können täglich an einer Haltung arbeiten, die Vergebung fördert, unser Herz in diese Richtung lenkt, unseren Geist „trainiert", immer wieder den Fokus auf Vergebung auszurichten, wie einen Kompass, der uns immer wieder die Richtung anzeigt, wenn wir an einer Weggabelung stehen: Ärger oder Vergebung?

Folgende Schritte können hilfreich sein, alte Wunden loszulassen und sich selbst und anderen zu vergeben:

1. Anerkenne, welche Gefühle da sind (nicht bewerten oder sich oder andere dafür verurteilen, nur wahrnehmen „da ist Schmerz/Traurigkeit/Neid etc.").

2. Anerkenne, dass im Grunde alle Menschen nur geliebt werden wollen. (Die Strategien dorthin sind unterschiedlich und manche unglücklich.)

3. Anerkenne, dass niemand für deine Gefühle verantwortlich ist und dass DU jederzeit die Möglichkeit hast, aus der Spirale des Ärgers auszusteigen.

4. Lass Selbstkritik und Opfergedanken los.

5. Akzeptiere, dass andere anders sind als du und anders agieren.

6. Übernimm Verantwortung für dein Leben, indem du selbst die Entscheidungen in deinem Leben triffst.

7. Schau, welche Lektion für dich hinter dem Verhalten des anderen steht.

8. Vertraue dem Fluss des Lebens und dass du geliebt wirst.

Mitgefühl, Dankbarkeit, Großzügigkeit, Loslassen, Vergebung – Schritte zu glücklichen, harmonischen Beziehungen.

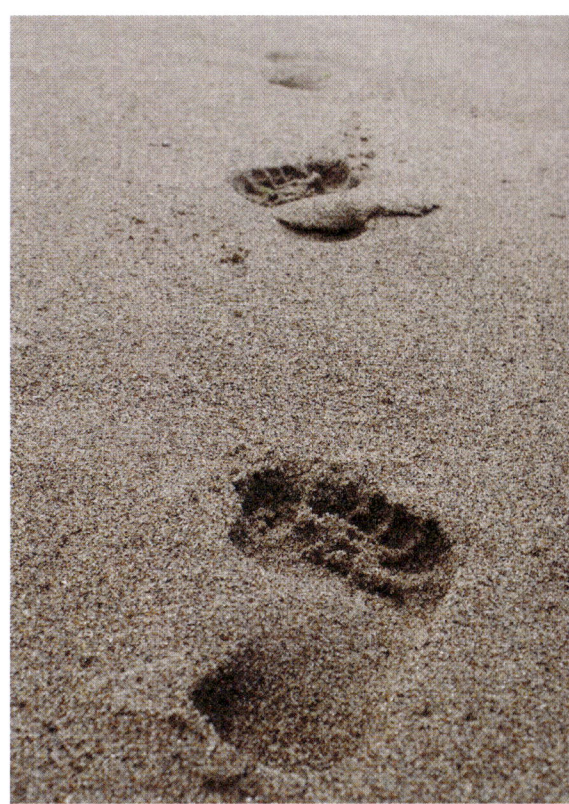

Diese **Übung** kann Ihre Freundschaften und deren Qualität sichtbar machen und vielleicht dazu einladen, das eine oder andere zu klären, zu bereinigen, zu heilen. (Denken Sie daran, es wird IHNEN damit besser gehen. Auch wenn die andere Seite im ersten Moment vielleicht nicht darauf eingehen will, SIE haben alles versucht.)

Nehmen Sie ein weißes Blatt Papier im A4-Format und einen Stift oder am besten mehrere färbige (anstelle der Farbstifte eignen sich auch bunte Post-it-Klebezettel). In die Mitte schreiben oder kleben Sie Ihren Namen (natürlich in Ihrer Lieblingsfarbe). Dann schreiben Sie die Namen Ihrer Freundinnen und Freunde rundherum, und zwar so, dass Menschen, die Ihrem Herzen näherstehen, auch auf dem Papier näher bei Ihnen stehen (variieren Sie auch hier mit den Farben, weiter weg vielleicht hellere Farben). Achten Sie darauf, die Qualität einer Beziehung hat nichts damit zu tun, wie häufig man sich trifft!

Nehmen Sie sich Zeit für diese Übung, vielleicht taucht nach einigem Nachdenken noch jemand auf, an den Sie schon länger nicht gedacht haben?

Notieren Sie am unteren Ende des Blattes auch, wofür Sie diese Menschen in Ihrem Leben wertschätzen. Durch das Aufschreiben machen Sie sich selbst wieder bewusst, wer aller für Sie da ist, und vielleicht möchten Sie den Betreffenden einfach ein SMS schicken: „Danke, dass du in meinem Leben bist."

Danke, dass du in meinem Leben bist.

Vielleicht gibt es da auch Namen, bei denen Sie ein weniger gutes Gefühl haben, wo der Gedanke auftaucht: „Derjenige ruft mich immer nur an, wenn er etwas braucht", oder: „Diejenige jammert bei jedem Treffen nur über ihre Beziehung, ändert aber seit Jahren nichts daran." Bei diesen Menschen sollten sie gut nachspüren: Warum sind wir befreundet? Wie lange sind wir schon befreundet? Womit hat unsere Freundschaft begonnen? Was hat der oder die andere in dieser Zeit seither erlebt? Gibt es Phasen, wo ich mich hätte anders verhalten können? Wodurch lade ich diese Person dazu ein, sich

A B C D E **F** G H I J K L M N O P Q R S T U V W X Y Z

in meiner Gegenwart so zu verhalten? Kenne ich andere Menschen, die diese Person anders erleben?

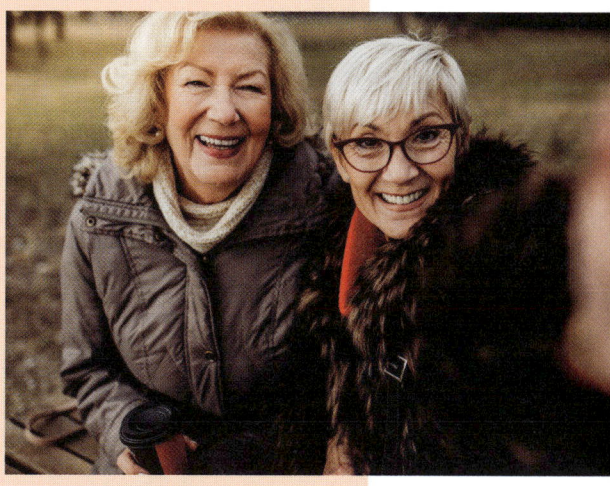

Ich bin keine große Freundin davon – wie es bei ähnlichen Übungen oft zu lesen ist –, die Entscheidung zu treffen, den Kontakt zu diesen Menschen abzubrechen und sie als „Energieräuber" abzustempeln. Ich denke, das hilft niemandem. Wertvoller für beide Seiten kann es sein, Freundschaft wirklich als Geschenk zu sehen. Manche Geschenke irritieren uns im ersten Augenblick, wir wissen nicht, was soll ich damit? Brauche ich das? Will ich das haben? Was bringt jemanden dazu, mir das zu schenken? Menschen kommen nicht grundlos in unser Leben, wir selbst haben sie einmal dazu eingeladen. Schauen Sie genau hin, mit welchen Menschen sind Sie befreundet?

Investieren Sie genau bei den schwierigen Menschen in Ihrem Leben mehr Zeit, mehr Hinspüren, mehr Mitgefühl. Suchen Sie aktiv nach dem richtigen Moment, ein wirklich gutes Gespräch zu führen, das damit beginnen könnte, wann und wie Ihre Freundschaft entstanden ist und was Sie jetzt empfinden, wenn Sie einander treffen. Bleiben Sie dabei nur bei Ihrer ganz persönlichen Wahrnehmung, keine „DU-jammerst-immer-nur-wenn-wir-einander-Treffen"-Aussagen, sondern: „Ich habe den Eindruck, dass du unglücklich bist in deiner Beziehung, gibt es etwas, das ich für dich tun kann?" Damit geben Sie zu verstehen, dass Sie wirklich hinhören. Auch wenn es meistens so ist, dass Sie in dieser Angelegenheit nichts tun können, darf dabei nicht unterschätzt werden, was es für jemanden bedeutet, wenn Sie einfach DA sind und gemeinsam Zeit verbringen. Sie werden überrascht sein, welch neue Türen Sie damit öffnen – für die andere Person und für sich selbst. Beziehungen können im Laufe eines Lebens zu Bruch gehen, echte Freundschaften tragen einen durch Höhen und Tiefen und erweisen sich gerade im Alter als wertvoller Schatz und Ressource.

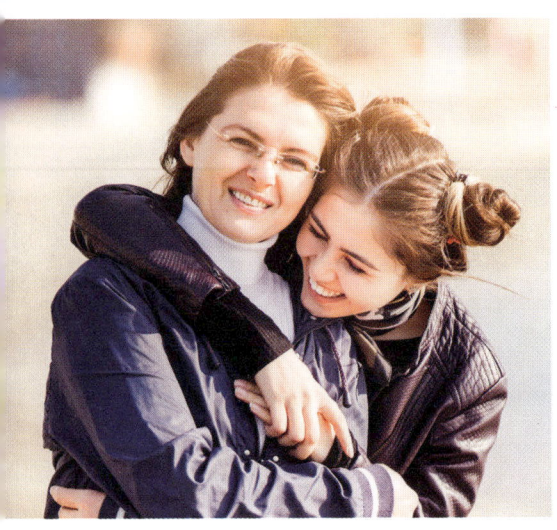

Haben Sie KINDER? Wenn ja, haben Sie ganz bestimmte Erwartungen an sie, oder können Sie loslassen?

Kinder können so vieles sein, u. a. geben sie – zusätzlich zu beruflichen Aufgaben – dem Leben Sinn. Nicht ohne Grund haben manche Mütter, nachdem ihre erwachsenen Kinder von zu Hause ausgezogen sind, ein „Empty-Nest-Syndrom", eine Phase der Einsamkeit und Trauer. Auch hier gilt es *präventiv* und rechtzeitig gegenzusteuern! Treffender als mit den Worten von Khalil Gibran kann es nicht gesagt werden:

„Deine Kinder sind nicht Deine Kinder,
sie sind die Söhne und Töchter
der Sehnsucht des Lebens nach sich selbst.
Sie kommen durch Dich, aber nicht von Dir,
obwohl sie bei Dir sind, gehören sie Dir nicht.
Du kannst ihnen Deine Liebe geben, aber nicht
Deine Gedanken; denn sie haben ihre eigenen Gedanken.
Du kannst ihrem Körper ein Heim geben,
aber nicht ihrer Seele, denn ihre Seele wohnt im
Haus von morgen, das Du nicht besuchen kannst,
nicht einmal in Deinen Träumen.
Du kannst versuchen, ihnen gleich zu sein,
aber nicht, sie Dir gleich zu machen,
denn das Leben geht nicht rückwärts
und verweilt nicht beim Gestern.
Du bist der Bogen, von dem Deine Kinder
als lebende Pfeile ausgeschickt werden.
Lass Deine Bogenrundung in der Hand
des Schützen Freude bedeuten!"

Achten Sie als Mutter oder Vater gut darauf, dass Sie auch **ein Leben außerhalb Ihres Eltern-Daseins** haben. Häufig ist es so, dass Eltern selbstaufopfernd ihre eigenen Bedürfnisse zugunsten ihrer Kinder hintanstellen, gleichzeitig aber eine Erwartungshaltung damit verbinden, die die Kinder in späteren Jahren in Sätzen wie „Was ich alles für dich geopfert habe, da kannst du doch jetzt wenigstens …" zu hören bekommen.

Gehen Sie also zuerst einmal liebevoll mit sich selbst um: Entscheiden Sie sich bewusst öfter dafür, eine freie Stunde mit einem guten Buch in der Badewanne zu verbringen, als Staub zu wischen oder Ihr bereits älteres Kind irgendwohin zu chauffieren, wo es auch mit öffentlichen Verkehrsmitteln hinkommen würde. Pflegen Sie Ihre Freundschaften, überlassen Sie Ihre jüngeren Kinder hin und wieder den Großeltern (wissend, dass dort andere Spielregeln gelten als zu Hause, was aber in Ordnung ist, weil SIE dadurch Zeit für sich bekommen!) und übertragen Sie mit zunehmendem Alter Ihrem Kind auch Aufgaben im Haushalt – ohne Drama, wenn sie nicht erledigt werden! Lernen Sie aus den Momenten, wo es nicht so klappt, wie Sie es sich von Ihrem Kind erwarten, dass Lebensqualität Vorrang hat. Ein Kuschelabend auf dem Sofa ist für Sie und Ihr Kind wertvoller und bringt vor allem dem Gehirn mehr, als alle 30 Minuten zu stressen und zu fragen: „Hast du schon für die Mathe-Schularbeit gelernt?" Sollten aktive Väter da sein, überlassen Sie auch ihnen die Kinder zwecks Lernen oder Freizeitgestaltung. Und ja, sie machen die Dinge auf IHRE Weise und nicht auf Ihre. Je eher Sie hier loslassen, desto stressfreier ist die Zeit für alle Beteiligten. Lernen Sie zu unterscheiden: Wofür BIN ich im Leben meines Kindes verantwortlich und wofür FÜHLE ich mich verantwortlich?

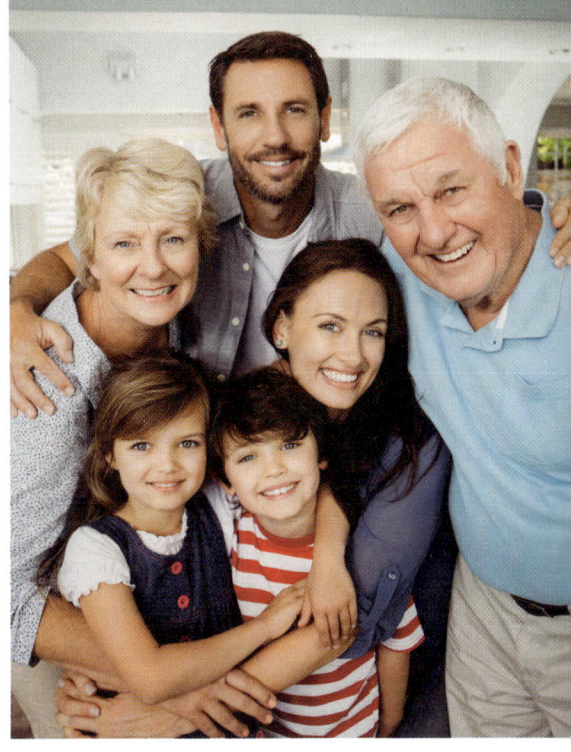

Wenn Sie bereits **Oma oder Opa** geworden sind, gilt hier dasselbe: Achten Sie auf Ihre Grenzen und respektieren Sie gleichzeitig die Ihrer Kinder. Sie waren ihnen jahrzehntelang Vorbild, vertrauen Sie jetzt darauf, dass Ihre Kinder tolle Eltern sind, nämlich die besten, die sie sein können. Mit ständiger Kritik und guten Tipps frustrieren Sie Ihre Kinder, was sehr häufig zu Kontaktabbruch führt, womit keiner Seite gedient ist. In diesem Sinne: Legen Sie den Fokus auf die Liebe!

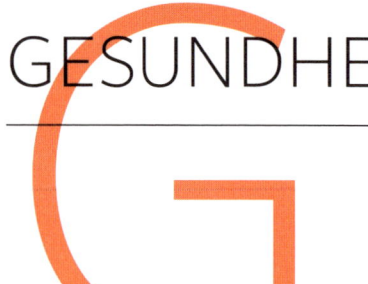

Seelenruhe II

Trink den Tee in kleinen Schlucken,
die warm in deine Seele tropfen.
Sie sagen dir, alles ist gut.

Haben Sie auch manchmal das Gefühl, dass die kleinen „Wehweh-chen" zunehmen, seit Sie die 45er/50er-Grenze überschritten haben? Dann geht es Ihnen wie mir, Susanne.

„Das sind die Briefe des Alters", pflegt der wundervolle Mann an mei-ner Seite dann zu sagen. Bisher hatte ich sie ungeöffnet zurückgeschickt, schließlich bin ich ja ein positiv denkender Mensch, der vor allem keine Zeit hat, sich stundenlang ins Wartezimmer von Ärzten zu setzen. Bis, ja, bis die Schmerzen in meiner Schulter dann doch so hartnäckig anhielten und mich immer mehr im Alltag einschränkten, dass ich doch einen Arzt aufsuchte, der auch Osteopath war. Und gut war's! Als ich auf seine An-weisung: „Strecken Sie den Arm seitlich nach oben" feststellen musste, dass der Bewegungsradius nicht einmal bis Brusthöhe ging und ich bis dahin – natürlich unbewusst – alle Bewegungen, die mir gezeigt hätten, wie schlecht es schon um meine Beweglichkeit stand, vermieden hatte. Noch mehr traf es mich, als die daraufhin konsultierte Physiotherapeutin auch den anderen Arm behandelte und meinte: „Wenn ein Arm anfängt, Beschwerden zu machen, kann man davon ausgehen, dass der andere auch schon in Mitleidenschaft gezogen ist." Nicht gerade das, was ich hören wollte! Aber genau das, was mich aufgeweckt hat! Keine Frage: Ich hätte früher mit sportlicher Bewegung beginnen und die Computerarbeit immer wieder mit kleinen Übungen unterbrechen sollen!

Wie Sie im BEWEGENDEN Beitrag von Elisabeth Kirchmair bereits lesen konnten, ist JETZT der richtige Zeitpunkt, um in Bewegung zu kom-men! Wenn Sie schon Schmerzen haben, ist es um vieles mühsamer. Auch wenn Sie mit 70 beginnen, Sport zu treiben oder etwas für Ihre Gesund-heit zu tun, kann das positive Auswirkungen auf Ihre Gesundheit haben. Das Ziel sollte aber dennoch sein, rechtzeitig damit zu beginnen, damit Sie auch mit 70 und 80 körperlich und geistig möglichst fit und vor allem beschwerdefrei sind!

Wenn wir ernsthaft darüber nachdenken, werden wir nicht umhinkönnen zuzugeben, dass mit zunehmendem Alter die Wahrscheinlichkeit für die verschiedensten Beschwerden und Krankheiten höher wird. Krankheit und Tod sind nun einmal Teil des Lebens, man kann sie nicht ignorieren und sie ereilen junge wie alte Menschen. Auch ist es nicht möglich, jede Krankheit zu vermeiden oder durch eine gesunde Lebensweise zu verhindern. Aber zweifelsohne ist es so, dass wir Einfluss auf unsere Gesundheit haben. Denken Sie allein an die Kraft unseres Geistes, wie wir sie beim Placeboeffekt beobachten können. Was hätten wir für Möglichkeiten, wenn wir die Kraft unseres Geistes nicht nur unbewusst, sondern bewusst nützen könnten!

Um hier Handlungsspielraum zu gewinnen, sollten wir uns im ersten Schritt zwei Fragen stellen:

- Was ist Krankheit bzw. Gesundheit?
- Wie entsteht Gesundheit?

Eine wichtige Entscheidung: Beschäftigen wir uns mit Krankheit oder mit Gesundheit? Wir haben ganz bewusst hier das Kapitel „Gesundheit" gewählt, Sie finden in unserem Buch kein Kapitel „Krankheit", obwohl Krankheit oder körperliche Einschränkungen Teil des Älterwerdens sein können. Warum?

Die bekannteste und sehr tiefgründige Definition der Weltgesundheitsorganisation (WHO) von Gesundheit lautet: „Gesundheit ist ein Zustand vollkommenen körperlichen, geistigen und sozialen Wohlbefindens und nicht allein das Fehlen von Krankheit und Gebrechlichkeit." Welch eine radikale Definition!

Stellen Sie sich vor, Sie fühlen sich körperlich und geistig absolut wohl, und zwar über einen längeren Zeitraum hinweg. Wenn Sie gefragt werden, wie es Ihnen geht, würden Sie sagen: „Wunderbar!" Und doch, da Sie schon älter sind, hätten Sie vielleicht Probleme, eine lange Strecke einen steilen Berg hinunterzugehen, weil Sie wissen, dass nach zwei Stunden das rechte Knie zu schmerzen beginnt. Würden Sie sich als krank oder als gesund ansehen? Ein Arzt würde sagen, Sie haben ein Gebrechen, Sie würden sagen, Sie sind gesund. Das ist es, was die WHO meint.

Fast jeder Mensch hat die eine oder andere „Krankheit" – wissend oder nicht wissend. Man braucht nur genau genug untersucht werden, dann wird man wohl feststellen, dass niemand vollständig gesund ist. Gleichzeitig ist aber auch niemand ausschließlich krank. Selbst

Eine spannende Studie am Rande: „The Nun Study" befasste sich mit den Schulschwestern von Notre-Dame, zu denen viele sehr alte Frauen zwischen 80 und 111 Jahren gehörten. 678 Nonnen nahmen an der Studie teil. Alle waren auch mit 90 und 100 sehr aktiv, hatten sich immer mit Lernen und Lehren beschäftigt, pflegten Kranke, halfen mit, wo sie gebraucht wurden, und waren kaum von Demenz betroffen. Umso erstaunter waren die Wissenschaftler, als sie nach deren Tod ihre Gehirne untersuchten und feststellten, dass bei allen sehr viele Alzheimer-Plaques zu finden waren. Sie sehen, **selbst wenn wir deutliche Anzeichen von Krankheiten in uns tragen, können wir gesund bleiben** – was für eine Macht unseres Geistes!

jemand, der unheilbar an Krebs erkrankt ist, ist vielleicht geistig absolut auf der Höhe, hat gesunde Zähne und eine gesunde Haut. Wir sind, wenn es um Krankheit und Gebrechen geht, immer beides, krank und gesund, irgendwo dazwischen auf einer multidimensionalen Skala.

Es ist ausschließlich Ihre Entscheidung, ob Sie sich nur als einen „kranken Menschen" sehen oder in vielen Belangen Ihres Lebens als „gesund". Erlauben Sie sich ein positives Selbstbild, sehen Sie sich so differenziert wie möglich. Sie sind vieles und unter anderem haben Sie vielleicht auch eine Erkrankung. Sind Sie damit ein Kranker, eine Kranke? Das müssen Sie entscheiden!

Wenn aber nun Gesundheit als ein „Zustand vollkommenen körperlichen und geistigen Wohlbefindens" gesehen wird, dann können wir uns fragen, wie wir das erreichen können. Denn laut dieser Definition ist Gesundheit die Fähigkeit, mit Herausforderungen kreativ umzugehen, zu positiven Gefühlen (vor allem zu einem positiven Selbstwertgefühl), zu erfüllenden sozialen Kontakten.

Wie entsteht diese Art von Gesundheit, wie entsteht dieser Zustand von körperlichem und geistigem Wohlbefinden? Der Soziologe Aaron Antonovsky hat in seinem Modell der Salutogenese („Gesundheitsentstehung") drei Bedingungen beschrieben, die Gesundheit ermöglichen. Diese drei Faktoren schaffen ein Kohärenzgefühl, also ein Gefühl des Vertrauens in sich und seine Umwelt. Das Gefühl entsteht, wenn wir die Welt folgendermaßen erleben:

- **vorhersehbar** (= das Gefühl, die Zusammenhänge des Lebens zu verstehen)
- **handhabbar** (= das Gefühl, das eigene Leben überwiegend selbst gestalten zu können)
- **sinnhaft** (= das Gefühl, das eigene Leben als sinnvoll zu erachten)

Wenn diese drei Faktoren gegeben sind, können sich körperliches und geistiges Wohlbefinden entwickeln, kann Gesundheit entstehen. Selbstverständlich ist man dabei nicht vor Krankheit oder Gebrechen gefeit, aber man ist bestens gerüstet, diesen zu begegnen. Obwohl sich diese Gefühle von frühester Kindheit an entwickeln, haben neueste Studien gezeigt, dass diese auch in späteren Jahren entwickelt werden können. Also spätestens JETZT!

Ans Herz legen wollen wir Ihnen im Zusammenhang mit Gesundheit auf jeden Fall diese vier Maßnahmen:

- Bewegen Sie sich!
- Holen Sie immer wieder neue Impulse in Ihr Leben!
- Achten Sie auf Ihr Gewicht!
- Vermeiden Sie Rauchen!

Warum Bewegung? Nicht nur für Ihre körperliche Beweglichkeit, sondern vor allem für Ihr Gehirn! Ab dem 40. Lebensjahr schrumpfen auch gesunde Gehirne um ca. fünf Prozent pro Jahrzehnt, ab dem 70. Lebensjahr noch schneller. Mit dieser Entwicklung gehen Einbußen von gewissen kognitiven Fähigkeiten einher. Bewegung kann – neuesten Studien zufolge – diesen (Schrumpf)prozess verringern.

Wobei mit Bewegung nicht ein bisschen Spazierengehen gemeint ist, sondern durchaus mit flottem Schritt. In einer neun Jahre dauernden Studie mit (zu Beginn) 78-jährigen Teilnehmern zeigte sich, dass nur diejenigen, die mindestens alle fünf Tage 12 km in flottem Tempo gegangen waren, ihre kognitiven Fähigkeiten erhalten konnten, zudem hatten sie keine Bluthochdruckprobleme mehr und keine Anzeichen von Diabetes mellitus Typ 2. In einer anderen Studie mit 120 durchschnittlich 66-Jährigen, von denen eine Hälfte ein Jahr lang dreimal pro Woche Stretching machte und die andere Hälfte im aeroben Tempo walken war, wurde bei Letzteren das Schrumpfen des Gehirns nicht nur aufgehalten, ihr Hippocampus war sogar größer als davor. Bei den Stretching-Teilnehmern war das Gehirn weiter geschrumpft.

Warum neue Impulse wichtig sind: Wenn Menschen – und vielleicht kennen Sie das von Großeltern oder älteren Ehepaaren – nur noch in denselben Geschäften einkaufen, das Gleiche essen, miteinander immer über dieselben alten Geschichten sprechen, seit 20, 30 Jahren an denselben Ort auf Urlaub fahren, also nichts Neues mehr erleben, entstehen im Gehirn Löcher und irgendwann wird es finster ...

Wer nur im Autopiloten unterwegs ist, wird irgendwann zum Beifahrer in seinem eigenen Leben.

Warum Ihr Gewicht einen gewichtigen Unterschied macht: Übergewicht im mittleren Alter – also zwischen 40 und 50! – beschleunigt den geistigen Verfall in späteren Jahren, zumal sich das Risiko für Alzheimer und andere Krankheiten, die auf Durchblutungsstörungen des Gehirns zurückzuführen sind, erhöht. Wie Sie Ihr Körpergewicht dauerhaft reduzieren bzw. halten können? Schlicht und einfach durch Kalorienreduktion! Auf diese Weise wird der oxidative Stress der Körperzellen gesenkt, das wirkt entzündungshemmend und unterstützt die Synapsenbildung im Gehirn. (Mehr zu diesem Thema finden Sie im Kapitel „Intervallfasten".)

Neben den vielen bekannten schädlichen Auswirkungen durch **Rauchen** gibt es – laut Studien – auch einen engen Zusammenhang zwischen Rauchen und der Anfälligkeit für Knochenbrüche und Osteoporose bzw. der Häufigkeit von Dickdarmkrebs.

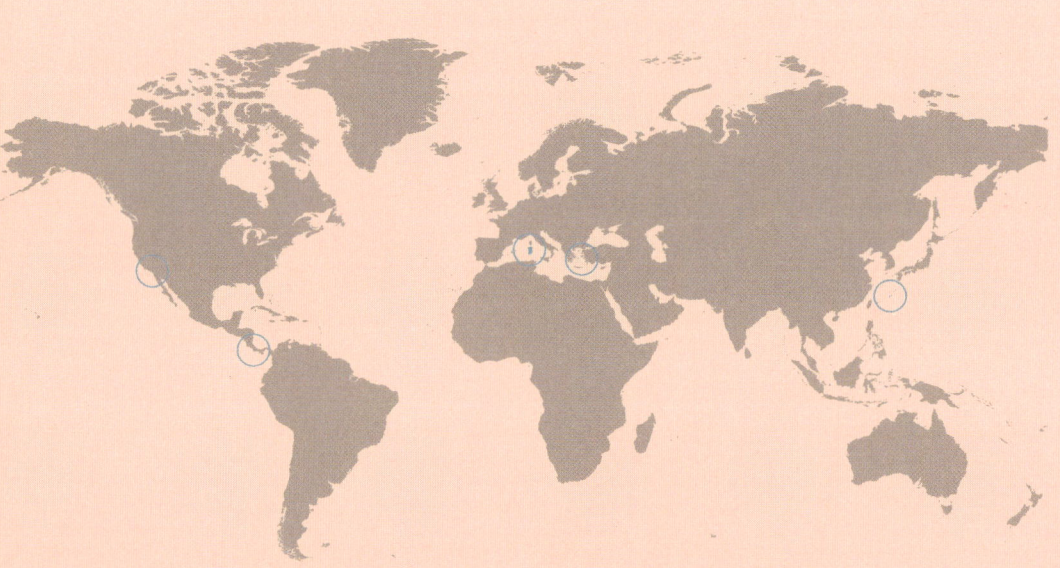

Dan Buettner hat schon 2005 einige Gebiete der Erde als „**Blue Zones**" betitelt, das sind Gegenden, in denen die Menschen älter werden als anderswo. Dazu gehören Ikaria (Griechenland), Okinawa (Japan), Sardinien (Italien), Nicoya (Costa Rica) und Loma Linda (USA, Kalifornien). Folgende Faktoren sollen dafür ausschlaggebend sein:

- Regelmäßige Bewegung
- Wesentlich mehr pflanzliche Nahrungsmittel als tierische
- Bewusstes Essen (aufhören, wenn der Magen zu 80 Prozent voll ist)
- Immer wieder Fasten zwischendurch
- Entspannung
- Einen Sinn im Leben haben
- Gute soziale Beziehungen (Familie, Freunde)
- Spiritualität

A B C D E F **G** H I J K L M N O P Q R S T U V W X Y Z

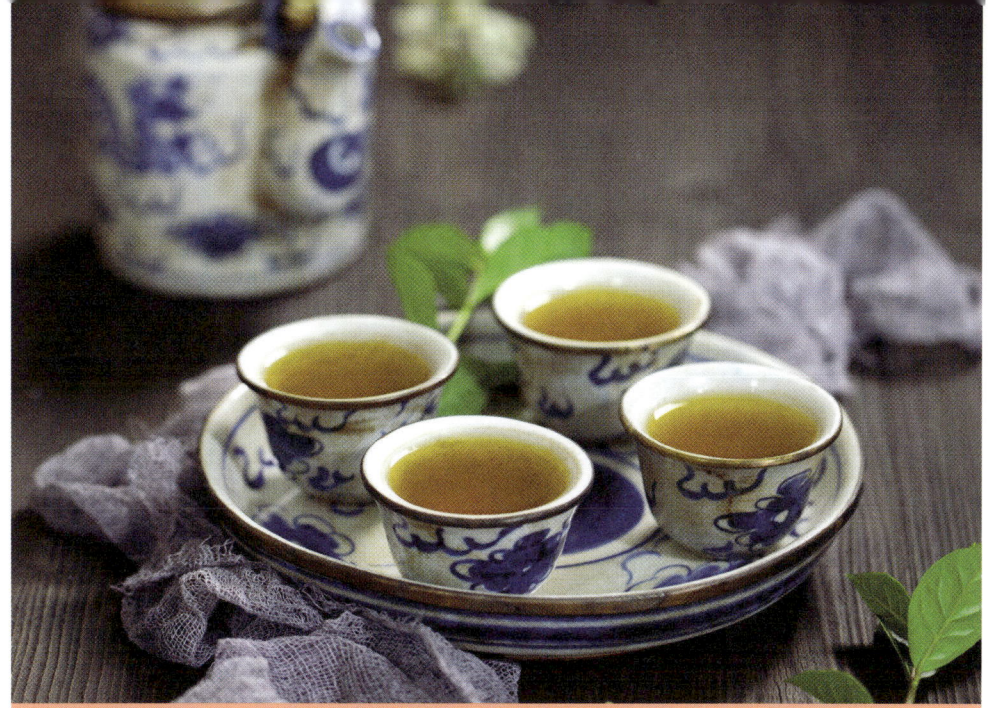

KRÄUTERTEE-REZEPTUR
FÜR EIN LANGES LEBEN
aus Sicht der Tibetischen Medizin

Dr. med. Florian Ploberger, der u. a. das bedeutendste Werk der Tibetischen
Medizin übersetzt hat, das seit dem 12. Jahrhundert als Grundlagentext in der Aus-
bildung für Tibetische Mediziner dient und heute noch auswendig gelernt wird, teilt
dieses wertvolle Tee-Rezept mit Ihnen:

3 g	Herba Alchemillae (Frauenmantel)
4,5 g	Herba Millefolii (Schafgarbe)
4,5 g	Pericarpium Citri ret. (Mandarinenschalen)
3 g	Radix Angelicae archangelicae (Engelwurz)
3 g	Radix Paeconiae alba (Weiße Pfingstrosenwurzel)
4,5 g	Herba Menthae piperitae (Pfefferminze)
1,5 g	Radix Glycyrrhizae (Süßholz)
3 g	Herba Galeopsis (Ockergelber Hohlzahn)
3 g	Herba cum Radix Taraxaci (Löwenzahn)

Die Kräutermischung mit einer beliebigen Menge kochendem Wasser übergie-
ßen, zwei bis drei Minuten ziehen lassen und über den Tag verteilt trinken.

Herz

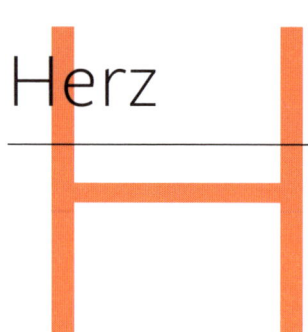

Lichtspiel I
Wenn über dein Licht ein
Schatten fällt,
mach einen Schritt
zur Seite und spür
die Wärme in
deiner Brust.

Humor ist
ein weiterer
Schlüssel
dafür, dass
es unserem
Herzen gut
geht.

„Das ist eine Herzensangelegenheit", „mein Herz schlägt für dich", „mein Herz ist schwer", „leichten Herzens sein", „den Weg des Herzens gehen", „Herzensentscheidungen treffen", „ein großes Herz haben", „dem Herzen guttun", „das Herz geht mir über". So viele Sprüche, die wir oft selbstverständlich verwenden, zeigen die vielfältigen Zuschreibungen unseres Herzens.

Was bringt mein Herz zum Lachen, wo liegt mein Glück, meine Freude? Das sind wohl einige der wesentlichsten Fragen im Leben. Was mein Herz glücklich macht, trägt mich durchs Leben. Es ist gut, sich bewusst zu machen, dass wahres Glück nicht darin besteht, ständig „gut drauf" zu sein. Glück bedeutet ein EINVERSTANDEN-SEIN mit dem Leben, mit all seinen Höhen und Tiefen. Es erfordert Achtsamkeit, um das Hier und Jetzt bewusst wahrzunehmen und genießen zu können. Es sind oft die unerwarteten, unspektakulären Momente, Begegnungen im Alltag, in der Natur, mit Menschen, die uns Freude bereiten, unser Herz öffnen und die LIEBE in uns erwecken. Amo ergo sum – ich liebe, also bin ich! Das ist die Essenz für Menschen, die auf der Suche nach geistiger Freiheit, Liebe und Geborgenheit sind.

Fast jeder Mensch glaubt zu wissen, was Liebe ist, und doch ist sie schwer zu beschreiben. Versuchen Sie es selbst einmal: Was ist Liebe? Liebe ist bereits vorhanden, in allen und allem, wir müssen nicht danach suchen und können nichts tun, um sie zu finden. Unsere einzige Aufgabe besteht darin, immer mehr von dem zu entfernen,

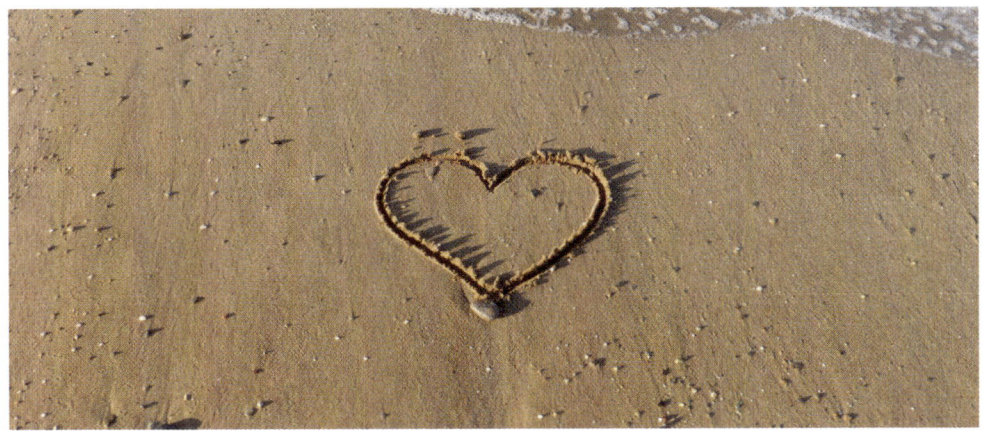

was nicht Liebe ist, Zwiebelschale um Zwiebelschale, Rosenblatt um Rosenblatt, Geschenkpapier um Geschenkpapier, um zum wahren Geschenk
zu kommen – der Liebe!

Eine wundervolle Frage ist: Was würde die Liebe tun? Die Antwort ist
Ihr Wegweiser bei Konflikten, schweren Entscheidungen, Zweifelsfragen.
Je mehr Sie sein lassen, was nicht liebevoll zu Ihnen selbst ist, desto
mehr werden Sie finden und erleben, wonach Sie suchen.

Liebe ist so facettenreich – die Liebe zu unseren Kindern, zum Partner,
zur Partnerin, zu den Eltern, Freundinnen und Freunden, zu Kolleginnen
und Mitmenschen, die Liebe zur Natur, die Liebe zu unserer Arbeit, unserer Stadt, die Liebe zu den Freunden in der geistigen Welt, zu den Engeln,
zum Göttlichen, die Liebe zu unserem So-Sein, zu unserem Leben.

Das Zentrum dieser konzentrischen Kreise ist die Liebe zu uns selbst.
Sind wir in Harmonie und Einklang mit uns, mit all unseren Schichten
und Themen? Können wir uns voll annehmen, so wie wir sind? Auch
wenn die Antwort nicht zu 100 Prozent ein Ja ist, so ist die liebevolle
Annahme von uns selbst wie ein Weichspüler, ein Weichzeichner für
unser Leben. Das entspannt, macht uns sanft und aufnahmebereit für die
Liebe, die uns umgibt, auch wenn wir sie manchmal auf den ersten Blick
nicht sehen können.

Die Liebe zu uns selbst umfasst auch die Liebe zu unserem Körper.
Frauen sind es häufig gewöhnt, sich von außen, aus einer gewissen
Distanz zu sehen und spüren sich selten auch von innen. Die Frau darf
lernen, eine nährende Liebesbeziehung mit ihrem eigenen Körper aufzu-
bauen und innerlich mit ihm zu verschmelzen. Mit ihrer neu erwachten
lebendigen Sinnlichkeit wird ihre weibliche Ausstrahlung wachsen und
in ihre Umgebung wirken – und zwar anziehend wirken, jenseits
jeden Alters.

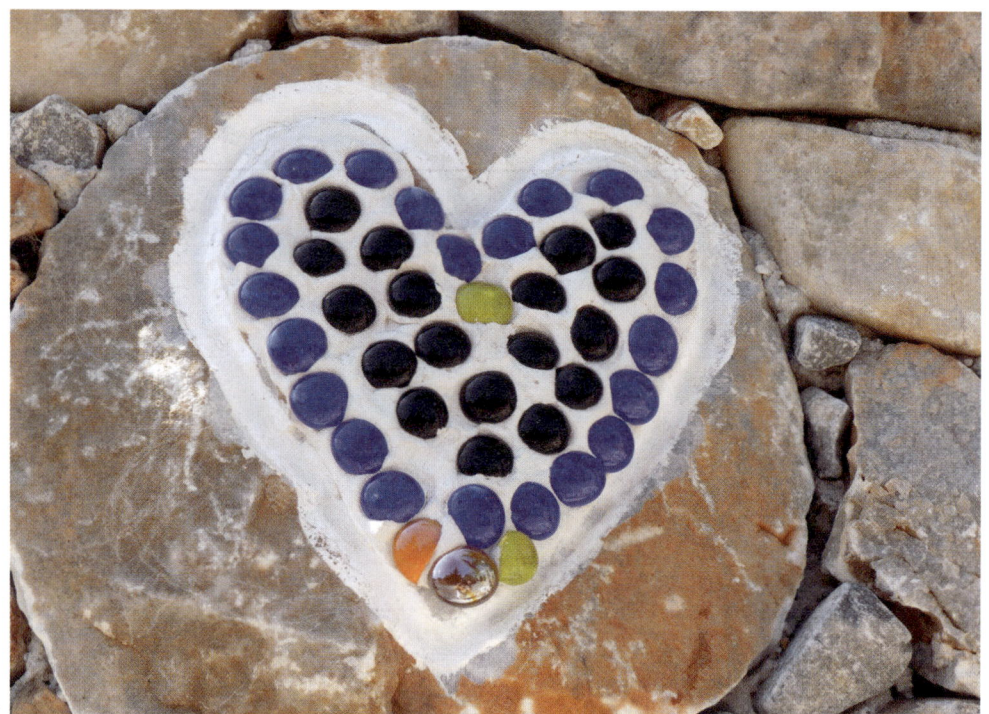

Humor ist ein weiterer Schlüssel dafür, dass es unserem Herzen gut geht. Die Fähigkeit zu entwickeln, auf bestimmte Dinge und Situationen heiter zu reagieren, erleichtert das Leben. Erst wer wirklich über sich selbst lachen oder schmunzeln kann, hat die innere Distanz gefunden, die zur Leichtigkeit führt.

In den 60er-Jahren fingen Wissenschaftler an, sich mit der therapeutischen Wirkung des Lachens zu beschäftigen. Sie brachten Testpersonen zum Lachen und untersuchten die Blutwerte vor, während und nach dem Lachen. Sie stellten erstaunliche Reaktionen des Immunsystems fest. Das Lachen schien die Menschen so positiv zu beeinflussen, dass sie mit einer vermehrten Produktion ihrer Abwehrkräfte reagierten. Kurzum: Lachen ist die beste Medizin! Und die Lachforschung, die sogenannte **Gelotologie**, war geboren.

Wenn wir ein Thema haben, mit dem wir gerade schwer umgehen können, stellen wir oft die Frage: Ist es mir möglich, dieses Problem, diesen Menschen in mein Herz aufzunehmen?

Lassen Sie sich Zeit, schauen Sie lange nach innen und beobachten Sie Ihre Emotionen. Diese verändern sich ständig, wachsen, werden stärker, erleben einen Höhepunkt und werden dann wieder schwächer, bis sie vielleicht sogar verschwinden. Akzeptieren Sie dies. Sie können sich das, was

Sie empfinden und fühlen, nicht aussuchen, aber Sie können es bewusst wahrnehmen. Vielleicht merken Sie dabei – ja, es ist möglich, dies in mein Herz aufzunehmen, es ist möglich, Ja dazu zu sagen. Das Gefühl, welches damit einhergeht, ist meist eine Weite, eine Harmonisierung und sogar Liebe. Etwas liebevoll anzunehmen, wie es ist, bedeutet unsere Wahrnehmung zu erweitern und auszudehnen. Wir schalten dadurch unseren „Beobachter" ein und können Entscheidungen treffen, die nicht vom engen Ego geprägt sind, sondern aus der Weite des Herzens kommen!

Im ägyptischen Totenbuch wird das symbolische Ritual des Aufwiegens des Herzens eines Verstorbenen beschrieben. Die Göttin Maat hält eine Waage in ihrer Hand, auf der einen Waagschale liegt die Feder der Wahrheit, der Wirklichkeit, auf der anderen ein Herz, das Lebenszentrum des Menschen. Am Eingang zur Unterwelt wog sie die Herzen. Maat als Göttin des Gesetzes, der Ordnung, der Wahrheit und Gerechtigkeit veranschaulicht ein universales Gesetz: Es sind unsere Handlungen und Gedanken, die das Herz schwer oder eben federleicht machen.

In unserem Leben geht es auch um die Frage: Ist dein Herz so leicht wie eine Feder? Lebst du leichten Herzens?

Was macht nun unser Herz leicht? Die Gefühle von Freude, Liebe, Dankbarkeit, Mitgefühl und Vergebung erzeugen in uns ein Gefühl von Leichtigkeit. Gehen Sie Ihren Weg leichten Herzens!

Ja, mein Herz, ich bin dankbar und überglücklich, dass du so stark bist und mich bis hierher durch alle Tiefen getragen hast. Dass du groß bist und so alle Kolleginnen und Kollegen, alle Freundinnen und Freunde, alle Bekannten und Klientinnen und Klienten, die Rat und Hilfe suchen, mein Partner, meine Kinder und meine Familie darin Platz finden. Dass du tief bist und mir Großzügigkeit, Wärme und Zeitgeschenke ermöglichst. Dass du meinen Körper mit Energie versorgst, ihm Kraft gibst für anstrengende Tage und Liebe für innige Momente. Dass du dich mit mir freuen kannst, springen und jubeln und dass du auch Momente und Zeiten der Stille, der Meditation, der Kontemplation mit mir genießen kannst. Danke, mein Herz, dass du Körper und Geist in Harmonie bringst.

INTERVALLFASTEN

Eine besondere Freude ist es uns, an dieser Stelle ein Interview mit unserem geschätzten Kollegen, **Mag. P. A. Straubinger**, mit Ihnen teilen zu können. P. A. hat sich schon in seiner – auch international erfolgreichen – Kinodokumentation „Am Anfang war das Licht" mit dem Thema Ernährung beschäftigt. Sein Buch „Der Jungbrunnen-Effekt", das er mit zwei Kolleginnen verfasst hat, war in kürzester Zeit ein Bestseller.

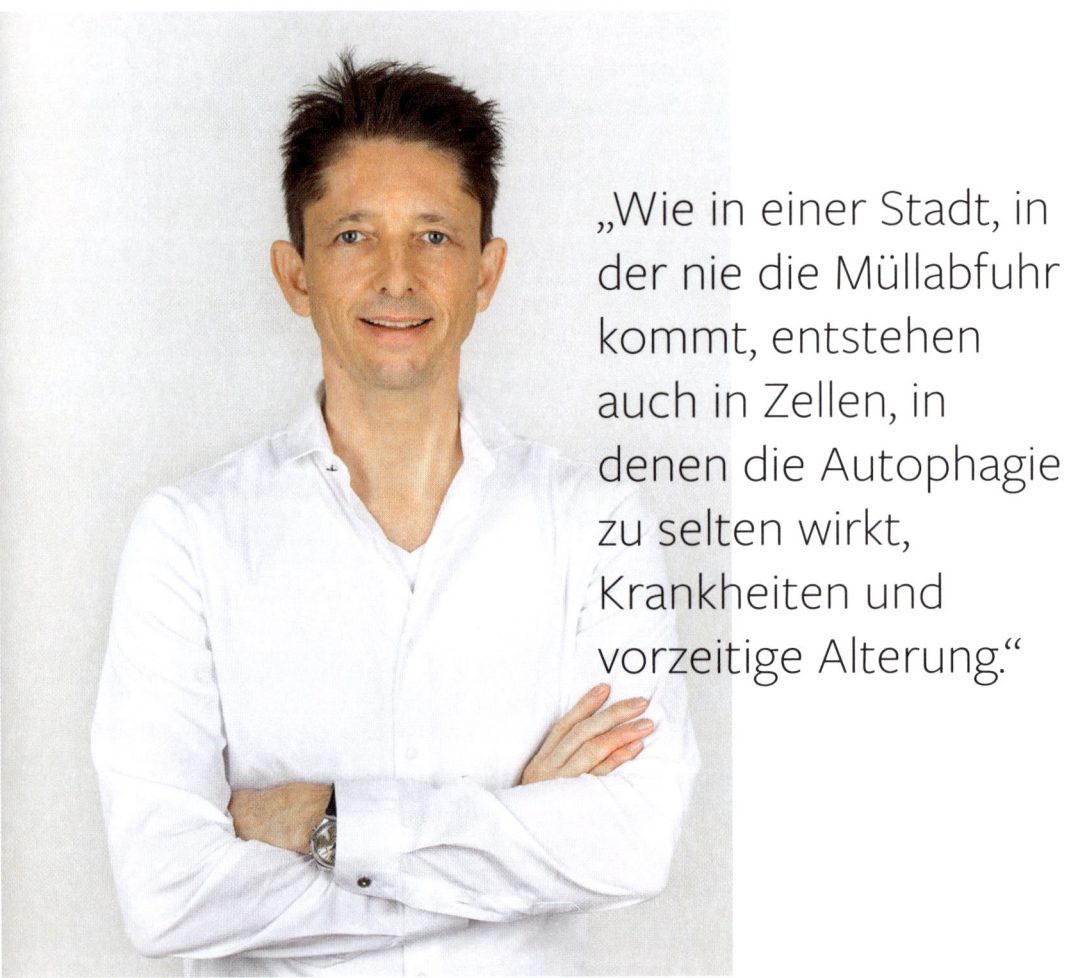

„Wie in einer Stadt, in der nie die Müllabfuhr kommt, entstehen auch in Zellen, in denen die Autophagie zu selten wirkt, Krankheiten und vorzeitige Alterung."

Euer Buch „Der Jungbrunnen-Effekt. Wie 16 Stunden Fasten Ihr Leben verändert" schoss ja förmlich durch die Decke und hat auch gleich den „Gesund & fit Award 2019" gewonnen. Worauf führst du diesen Erfolg zurück? Ist die Sehnsucht nach einem „Jungbrunnen", so lange wie möglich „jung" auszusehen und sich ebenso zu fühlen, bei Menschen wirklich so groß?

Bei manchen mag das „Jung-Aussehen" einen hohen Stellenwert haben, weil dem Aussehen in unserer Gesellschaft so große Bedeutung beigemessen wird. Das Aussehen ist allerdings nur ein Nebeneffekt des „Jungbrunnen-Effekts". Wir schreiben in der Einleitung zu unserem Buch, dass es nicht um ein paar Falten und graue Haare mehr oder weniger geht. Es geht um Qualitäten, die wir mit „jung" verbinden, die aber von den Lebensjahren eigentlich unabhängig sind: Vitalität, körperliche und geistige Gesundheit, übersprudelnde Lebensenergie und Lebensfreude. Diese innerliche „Jugend" strahlt dann zweifellos auch nach außen. Wenn wir das mit den Erfahrungen und Lektionen des Alterns verbinden können, ist das ein wunderbarer Zustand. In unserem Buch liefern wir Werkzeuge und Strategien, wie wir diesen Zustand mit Leichtigkeit und Freude verwirklichen. So kann es zu einer dauerhaften Veränderung kommen – zu einer Transformation. Intervallfasten ist dabei nur ein Aspekt. Dazu kommen – wie in eurem Buch – Achtsamkeit und Meditation, die Verbindung mit der Natur und diverse Mentaltechniken, damit wir das alles leicht und nachhaltig in unser Leben integrieren können. Diese Leichtigkeit in der Anwendung ist meiner Ansicht nach einer der Hauptgründe, warum unser Buch auf so positive Resonanz gestoßen ist.

Kannst du uns in wenigen Worten erklären, was Autophagie konkret bedeutet? Die Forschungen dazu wurden 2016 ja sogar mit dem Medizinnobelpreis ausgezeichnet.

Autophagie (Anm.: griechisch „sich selbst fressen") ist so etwas wie die zelleigene Müllentsorgung. Wenn nicht mehr genug Nährstoffe im Blut vorhanden sind und auch die kurzfristigen Energiespeicher aufgebraucht sind, etwa elf bis 12 Stunden nach der letzten Mahlzeit, beginnt der Organismus den Müll in den Zellen zu verarbeiten. Wenn unser Körper nie in einen Fastenzustand kommt, weil wir dreimal am Tag essen und dazwischen snacken, wird die Autophagie zu wenig hochgefahren und es sammeln sich immer mehr Stoffwechselendprodukte in den Zellen an. Wie in einer Stadt, in der nie die Müllabfuhr kommt, entstehen auch in Zellen, in denen die Autophagie zu selten wirkt, Krankheiten und vorzeitige Alterung. Während die Wissenschaft früher davon ausgegangen ist, dass

Fasten nutzlos oder schädlich sei, hat sie mittlerweile die alten Traditionen bestätigt. Fasten kann uns vor vielen Krankheiten – von Alzheimer bis Krebs – bewahren und schützt die Körperzellen vor vorzeitiger Alterung. Im Tierversuch hat sich gezeigt, dass Intervallfasten die Zellalterung um bis zu einem Drittel verlangsamt.

Wie funktioniert nun „Intervallfasten" konkret?
Wir wechseln Fasten- und Essensphasen regelmäßig ab. Wie schon erwähnt, beginnt der Körper die Autophagie nach elf bis 12 Stunden Fasten sukzessive hochzufahren. Die Medizin geht davon aus, dass man nach 16 Stunden Fasten bereits gute Effekte erzielt. Wir empfehlen deshalb 16/8 – also 16 Stunden Fasten und acht Stunden, in denen man normal essen kann. Längere Fastenphasen wirken sich noch besser aus. Ich mache mehrmals pro Woche auch 18/6 oder 20/4, wenn es mir leichtfällt. Manche betreiben auch 1/1 – also einen Tag Fasten und einen Tag Essen, was Fastenphasen von rund 36 Stunden entstehen lässt. Ich finde das auf die Dauer zu anstrengend, weil einmal am Tag zu essen, gerade in einem stressigen Alltag, für mich eine angenehme „Belohnung" darstellt. Außerdem entsprechen Intervallfastensysteme im 24-Stunden-Rhythmus eher unserem zirkadianen Rhythmus.

Wir empfehlen deshalb 16/8 – also 16 Stunden Fasten und acht Stunden, in denen man normal essen kann.

Wie rasch macht sich nach euren Erfahrungen ein erster „Erfolg" bemerkbar und in welcher Form?
In einer kürzlich veröffentlichen Intervallfastenstudie der Uni Graz hat sich gezeigt, dass bereits nach vierwöchigem Intervallfasten eine deutliche Verbesserung vieler medizinischer Parameter zu verzeichnen war – die Blutwerte, die Herzfunktion, nicht zuletzt wird das ungesunde viszerale Fett reduziert. Aber ich würde gar nicht auf einen bestimmten Zeitraum hinarbeiten. Mit dem richtigen Mindset ist Intervallfasten so leicht und macht das Leben so viel angenehmer und schöner, dass man es im Normalfall gar nicht mehr missen möchte. Bei mir ist es so und ich praktiziere es jetzt seit über zehn Jahren!

Kann das jeder Mensch machen oder gibt es irgendetwas, das ich dabei berücksichtigen muss?

Jeder gesunde Erwachsene kann intervallfasten. Menschen mit Krankheiten sollten vorher unbedingt einen Arzt konsultieren. Auch bei Schwangeren, Stillenden und Kindern gibt es noch keine Studien zum Thema.

Funktioniert das auch im manchmal stressigen Büroalltag? Gibt es dazu extra Tipps von dir?

Ja – definitiv. Hilfreich ist in jedem Fall Meditation, die suchthaftem Essverhalten entgegenwirkt. Dazu diverse Mentaltricks. Es geht unter anderem darum, das Mangeldenken, also „ich verzichte, um …" durch eine positive Perspektive und freundliche Bilder zu ersetzen: „Ich werde jetzt gereinigt, ich werde jünger, gesünder. Ich bin energiegeladener …" Wir haben viele hindernde Glaubenssätze in Bezug auf Essen, die wir in unserem Buch auch aufarbeiten. Dazu helfen Fastengetränke enorm. Ich habe für mich etwa einen „Jungbrunnen-Fastentee" entwickelt, der nicht nur diverse zellschützende Eigenschaften hat, sondern mit seinem guten Geschmack und den Wirkstoffen aus grünem Kaffee und Ashwagandha den Hunger praktisch „wegschmeckt". Und wenn wir die Fastenphasen jeden Tag im gleichen Zeitraum machen, sendet der Körper auch gar keine Hungersignale mehr. Mir fällt es wirklich spielend leicht und wir haben die Rückmeldungen von vielen Leserinnen und Lesern, denen es genauso geht. Essen ist natürlich etwas Schönes. Die Fastenphasen sind mindestens genauso schön – nur ist man danach meistens etwas leichter und energiegeladener.

Vielen Dank für deine Zeit, deine Impulse und euren gemeinsamen wertvollen Beitrag zur Erhaltung unserer Gesundheit, P. A.! Prävention ist ja weitaus sinnvoller als Heilung, wie wir alle wissen.

JETZT UND HIER

Lebensspiel IV
Lass deinen Atem frei,
er kennt den besten Weg.

Im Hier und Jetzt sein. Welch hoher Anspruch an unseren Geist, der sich so gerne ablenken lässt!

Wie lange können Sie Ihre Aufmerksamkeit in einem Gespräch wirklich bei der anderen Person halten, bevor Sie sich dabei ertappen, geistig abzuschweifen? Wann waren Sie das letzte Mal so präsent bei einer Tätigkeit, dass Sie sich und alles rund um Sie herum vergessen haben, also ein wirkliches Flow-Erlebnis hatten? Um überhaupt in den Flow zu kommen, also in dieses (Glücks-)Gefühl, völlig im Einklang mit sich restlos in einer Tätigkeit aufzugehen, braucht es mindestens 15 Minuten. Aus Studien wissen wir jedoch, dass wir im Schnitt alle 18 Minuten auf unser Handy schauen ... das geht nicht zusammen.

Wir leben in einer Zeit, in der es immer schwieriger zu sein scheint, sich auf das Hier und Jetzt zu fokussieren. In unseren Kursen und Seminaren hören wir oft: „Ich bin fürs Meditieren nicht geeignet! Sobald ich mich hinsetze und mich auf meinen Atem konzentrieren will, nehme ich alles andere wahr – das Geräusch der Klimaanlage, den tropfenden Wasserhahn, die knarrenden Fußbodenbretter, das Atmen der anderen im Raum ..." Kennen Sie das auch aus eigener Erfahrung?

In Anlehnung an große Meditationslehrer wie Ajahn Brahm oder Culadasa John Yates laden wir Sie zu folgenden zwei Übungen ein, die genau diese subjektiv empfundenen „Störungen" als Vorübungen zur Meditation aufgreifen und Ihnen helfen, mehr im Hier und Jetzt zu sein, um die Fülle des Moments mit allen seinen Facetten bewusster wahrzunehmen.

Übung 1

IM HIER UND JETZT SEIN

Ziehen Sie sich an einen Platz zurück, an dem Sie für die nächsten zehn Minuten ungestört sind. Stellen Sie den Timer Ihrer Uhr auf zehn Minuten, so können Sie sich völlig entspannt der Übung hingeben. Setzen Sie sich auf einen Sessel, die Fußsohlen haben Bodenkontakt, die Wirbelsäule ist gerade, ohne sich anzulehnen. Ihr Atem kann frei fließen, Ihre Augen sind geschlossen. Entspannen Sie sich und lassen Sie Ihren Geist frei fließen. Vielleicht nehmen Sie das Geräusch Ihres Geschirrspülers wahr oder spielende Kinder, Vogelgezwitscher, Autolärm, vielleicht kitzelt es in Ihrer Nase oder Sie verspüren ein Gefühl des Hungers oder Ihr Bein schläft ein, vielleicht spüren Sie ein Gefühl der Entspannung oder es wird Ihnen warm ums Herz, vielleicht spüren Sie Sonnenstrahlen auf Ihrer Haut oder einen angenehmen Luftzug.

Was immer Sie wahrnehmen, nehmen Sie es bewusst wahr. Die einzige Einschränkung, die Sie Ihrem Geist geben, ist, dass Sie keine Gedanken über die Vergangenheit oder die Zukunft zulassen. Bleiben Sie in der Gegenwart, im Hier und Jetzt. Wann immer Sie merken, dass Ihre Gedanken abschweifen, verurteilen Sie sich nicht, sondern bringen Sie sich wieder ins Hier und Jetzt.

Sie werden bei dieser Übung vieles wahrnehmen – Angenehmes und Unangenehmes – Geräusche, Gerüche, Ihren Körper, Kälte, Wärme. Wenn es unangenehm ist, lassen Sie Ihren Geist weiterwandern, wenn es angenehm ist, genießen Sie den Moment und verweilen darin so lange es möglich ist.

Kommen Sie immer wieder in das Hier und Jetzt und den Augenblick zurück.

Am Ende der Übung nehmen Sie wahr, ob Sie sich anders fühlen als zu Beginn der Übung.

Wenn Sie diese Übung öfter machen, werden Sie bemerken, wie entspannend es für Ihren Geist sein kann und dass Sie die Gegenwart und das Hier und Jetzt viel bewusster wahrnehmen und genießen können.

Was bedeutet das für Ihren Alltag? Im Alltag sind wir ständigen Ablenkungen ausgesetzt und schaffen es nicht mehr, uns, unsere Umgebung und unsere Mitmenschen intensiv und unmittelbar wahrzunehmen. Damit verlieren wir viel an Lebensqualität.

Im Hier und Jetzt sein lässt sich lernen und trainieren. Es bedarf anfangs zwar einer bewussten Anstrengung, aus dem Autopiloten auszusteigen, Sie werden aber rasch merken, wie gut es Ihnen tut. Nehmen Sie sich zwischendurch immer wieder Zeit „aufzuwachen", einfach das Hier und Jetzt wahrzunehmen.

Das menschliche Gehirn altert ab 50 jedes Jahr um einen Monat und 22 Tage weniger, wenn man meditiert!

Übung 2

MEINE WAHRNEHMUNG ALS STUMMFILM

Wenn Sie Übung 1 über eine längere Zeit hinweg praktiziert haben, können Sie diese noch vertiefen, indem Sie den Bereich Ihrer Wahrnehmung und Gedanken etwas mehr fokussieren. Sie werden bei der vorigen Übung die Erfahrung gemacht haben, dass zu allen Wahrnehmungen im Hintergrund unaufhörlich ein Gedankenstrom fließt, der alle Beobachtungen ständig bewertet und kommentiert. Diesen gilt es nun einzuschränken und letztlich abzustellen. Ajahn Brahm vergleicht es mit dem Sehen eines Films ohne Ton.

Versuchen Sie die Wahrnehmungen, die Sie haben, so unmittelbar wie möglich zu erleben, ohne diese in irgendeiner Weise zu kommentieren.

Ziehen Sie sich dazu wieder an einen Platz zurück, an dem Sie für die nächsten zehn Minuten ungestört sind. Stellen Sie den Timer Ihrer Uhr auf zehn Minuten, um sich der Übung völlig entspannt hingeben zu können. Setzen Sie sich auf einen Sessel, die Fußsohlen haben Bodenkontakt, die Wirbelsäule ist in einer aufrechten, entspannten Haltung – wenn möglich, ohne sich anzulehnen, Ihr Atem kann frei fließen, Ihre Augen sind geschlossen. Entspannen Sie sich und lassen Sie Ihren Geist frei fließen. Nehmen Sie – wie in der vorigen Übung – alles im Hier und Jetzt wahr.

Nehmen Sie nun zusätzlich zu allen Geräuschen und Empfindungen auch Ihren Gedankenstrom wahr. Beurteilen Sie ihn nicht. Lassen Sie einen Gedanken kommen und wieder gehen, ohne ihm zu folgen. Vielleicht hören Sie das Geräusch Ihres Geschirrspülers und Ihr Geist kommentiert es mit „der ist aber laut", „hoffentlich wird er nicht kaputt", „hoffentlich steht im Zimmer meines Kindes nicht wieder schmutziges Geschirr rum". Nehmen Sie alles, was auftaucht, wahr, ohne dem einzelnen Gedanken weiter zu folgen, und versuchen Sie dann, Ihre Aufmerksamkeit wieder weg von den kommentierenden „Untertiteln" hin zum ausschließlichen Geräusch zu bringen. Das Auftauchen der Gedanken ist völlig normal und in Ordnung. Ihre einzige Aufgabe besteht darin, mit einem freudigen Gefühl zur reinen Beobachtung zurückzukehren.

Gelingt es Ihnen, EINEN Moment ohne inneren Kommentar zu erleben?

Egal, ob es Ihnen gelingt oder nicht gelingt, seien Sie zufrieden mit dem Ergebnis, kommentieren oder bewerten Sie auch das nicht und wiederholen Sie den Prozess immer wieder.

Nehmen Sie am Ende der Übung wieder wahr, ob es einen Unterschied dazu gibt, wie Sie sich zu Beginn der Übung gefühlt haben.

Achten Sie darauf, dass Sie diese Übung nicht anstrengt, sondern dass Sie sich dabei wohlfühlen. Gehen Sie liebevoll mit sich selbst um und genießen Sie diese zehn Minuten Ihrer kostbaren Lebenszeit. Im Alltag ist es wichtig, die Fähigkeit zu haben, Dinge anzunehmen wie sie sind, ohne sie zu bewerten oder dem inneren Kritiker, der inneren Kritikerin das Ruder zu überlassen.

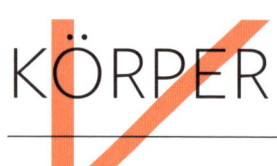

Wer könnte besser zum Thema Körper sprechen als ein Arzt? Wir freuen uns sehr über den Gastbeitrag von **Dr. med. Wolf-Dieter Nagl,** Arzt für Allgemeinmedizin, psychosomatische Medizin und Hypnosetherapie. Er beschäftigt sich mit den Zusammenhängen zwischen Gedanken, Emotionen, (Unter-)Bewusstsein und körperlicher Gesundheit.

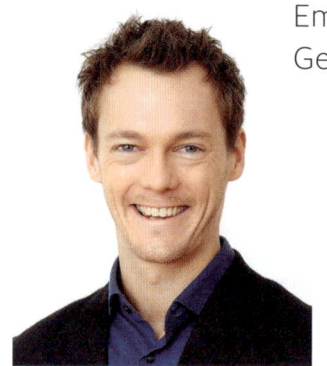

Ruhe im Geist und Jugend im Herzen

Zellen – Baumeister des Lebens

Viele unserer Körperzellen teilen sich ihr ganzes Leben lang. So findet ständig Erneuerung im Körper statt. Die lebendige Dynamik unseres Körpers ist geprägt vom Gleichgewicht aus Erneuerung und Vergehen von Zellen. In unseren Blutgefäßen fließt unaufhörlich Blut und wir erleben ein spektakuläres Kommen und Gehen von Zellen, in dem sich das rote Blutbild etwa alle vier Monate vollständig runderneuert.

Die roten Blutzellen werden im Knochenmark gebildet und haben eine durchschnittliche Lebensdauer von 120 Tagen. Dreimal im Jahr also erneuert sich unser rotes Blutbild vollständig.

Ganz ähnliche Prozesse geschehen dabei auch in allen anderen Organen und Geweben des Körpers. So erneuert sich beispielsweise die gesamte Darmschleimhaut innerhalb von nicht einmal einer Woche. Eine Fläche, so groß wie zwei Tennisplätze! Verantwortlich für diese erstaunliche Leistung sind dabei die Stammzellen, die in der Darmschleimhaut für Zellerneuerung sorgen. Stammzellen haben die Fähigkeit, sich unendlich oft teilen zu können. Sie bleiben somit ewig jung und scheinen kein bisschen zu altern.

Warum scheint bei uns aber ab einem bestimmten Alter jedes Jahr ein Fältchen mehr dazuzukommen und die Haare krauser und weißlicher zu werden?

Der Grund hierfür liegt darin, dass die meisten unserer Körperzellen leider keine Stammzellen sind und daher dem Prozess der Zellalterung unterliegen.

Um dies zu verstehen, möchte ich Sie in die faszinierende Welt der menschlichen Zelle entführen. In Wahrheit sind wir ja nicht EIN Wesen, sondern bestehen aus ungefähr 100 Billionen Einzelwesen, die sich in Form von hoch spezialisierten Zellen in symbiotischer Weise zusammenfinden, um dieses faszinierende Gebilde unseres menschlichen Körpers zu formen.

Um sich immer wieder der Welt und dem Leben rund um uns anzupassen, müssen auch die Körperzellen sich immer wieder erneuern und regelmäßig updaten. So wie bei einem Auto im Laufe der Jahre sich immer wieder Teile abnützen, gehen auch im Körper ständig Zellen zugrunde. Diese müssen wieder ersetzt werden und das geschieht im Rahmen der Zellteilung. Jene Nachbarzellen, die nicht zu Bruch gegangen sind, können sich teilen und so den neben ihnen frei gewordenen Platz wieder einnehmen.

Damit aus einer Zelle aber zwei neue, gleich große Zellen entstehen können, muss jede Zelle vor der Teilung ihren Inhalt zunächst verdoppeln. Wie Sie vermutlich wissen, ist das gesamte Erbgut in der DNA der Zellkerne gespeichert. Die DNA ist quasi der Bauplan des Körpers und ähnelt einer riesigen Betriebsanleitung.

In deren verschiedenen Kapiteln findet sich die Bauanleitung in Form von Genen für jeweils ganz bestimmte Proteine und Enzyme. Die Zelle besteht im Wesentlichen aus solchen Bausteinen, und je

nachdem, welche Proteine von einer Zelle produziert werden, können ganz spezifische Funktionen ausgeführt werden. Darmzellen produzieren Verdauungsenzyme, Muskelzellen Faserproteine und Knochenzellen die Bausteine der Knochenmatrix. In allen Zellen des Körpers befindet sich dabei die gleiche Betriebsanleitung. Nur werden von Zellen unterschiedlicher Organe jeweils andere Kapitel gelesen und somit spezifische Proteine gebaut. Dies erklärt die unterschiedlichen Funktionsweisen unserer Zellen.

Chromosomen – die Betriebsanleitung unseres Körpers

Die Betriebsanleitung, die DNA, findet sich in den 46 Chromosomen in unseren Zellkernen. Diese Chromosomen sehen aus wie dicke Wollknäuel, bestehend aus einem jeweils sehr langen DNA-Faden. Auf diesem Faden befinden sich hintereinander alle Gene unseres Erbguts. Wenn ein neues Protein gebraucht wird, öffnet sich ein solches Chromosomen-Wollknäuel, um die genetische Information zum Bau dieses Proteins zu lesen. Ohne das Erbgut gibt es also keine Proteine und ohne Proteine gibt es keine funktionierende Zelle.

Wenn sich Zellen nun teilen, dann darf auf gar keinen Fall genetische Information verloren gehen! Es ist daher unbedingt notwendig, den gesamten Inhalt dieser Betriebsanleitung vor der Zellteilung zu kopieren und zu verdoppeln. Und dafür gibt es eine faszinierende kleine Kopiermaschine im Inneren der Zellen, die sogenannte DNA-Polymerase. Wie bei einem 3-D-Drucker dupliziert diese dabei den gesamten Faden dieses Chromosoms.

Den gesamten? Leider nicht! Und da beginnt das Problem der Zellalterung: Die DNA-Polymerase muss sich für ihren Kopierprozess zunächst auf den Chromosomenfaden „draufsetzen", und das tut sie jeweils an dessen Ende. Diese Endstücke der Chromosomenfäden nennt man „Telomere" und diese lassen sich vergleichen mit den kunststoffummantelten Enden eines Schnürsenkels. Diese haben ja die Funktion, das Schuhband vor dem Ausfransen zu bewahren, und die gleiche Funktion übernehmen die Telomere bei der Zellteilung. Denn die DNA-Polymerase kann nur jene Abschnitte der DNA kopieren, die VOR ihr liegen. Jenen Teil, auf den sie sich draufsetzt, das allerletzte Endstück also, kann sie nicht kopieren. Und so geht bei jeder Zellteilung ein kleines Stück dieses Fadens verloren.

Dies ist zunächst nicht weiter schlimm, weil die Telomere keine Informationen tragen, die für die Zelle von Bedeutung sind. Sie beinhalten keinen Bauplan für Proteine, sondern ähneln eher einer sinnlosen Abfolge von Buchstaben, die lediglich als „Sitzmöglichkeit" für die Kopiermaschine zu dienen scheinen. Aber auch diese Sitzbank ist nicht endlos lang und verkürzt sich bei jeder Zellteilung. Bei jedem Kopiervorgang geht also ein Stück dieser Plastikummantelung verloren, bis sie irgendwann ganz aufgebraucht ist. Jetzt ist die kritische Länge der Telomere erreicht. Der Schnürsenkel beginnt auszufransen. Bei jeder weiteren Zellteilung bliebe der Kopiermaschine von nun an nichts anderes übrig, als sich auf die Informationen tragenden Teile des genetischen Fadens zu setzen, womit Informationen mehr und mehr verloren gehen würden. Damit dies nicht geschieht, wird im Inneren der Zelle ein Stopp-Knopf gedrückt und ein „Teilungsverbot" ausgesprochen. Die Zelle hat ihre Anzahl an möglichen Zellteilungen erreicht und wird sich von nun an nicht mehr teilen. Die Zelle geht sozusagen in den Ruhestand und beginnt zu altern.

Auch wenn niemand diesem natürlichen Alterungsprozess vollständig entrinnen kann, so können wir diesem Alterungsprozess ein Stück weit entgegenwirken!

> **Lang anhaltender Stress** ist die Hauptursache für chronische Entzündungsprozesse, die wiederum das Altern beschleunigen!

Chronische Entzündungsprozesse machen alt!

Wir wissen heute, dass chronisch stille Entzündungen – also solche, deren Entzündungswerte unterhalb der üblicherweise in Laboren nachweisbaren Grenzen stattfinden – bei vielen vorzeitigen Alterungsprozessen und Erkrankungen eine zentrale Rolle spielen. Hierzu zählen vor allem Gefäßverkalkung, Arteriosklerose, aber auch Diabetes mellitus Typ 2 oder die Rheumatoide Arthritis. Die Hauptsache für chronische Entzündungsprozesse im Körper ist dabei Langzeitstress. Ist der Körper durch Stress in Alarmbereitschaft, beginnt ein Teil der Immunzellen wild um sich zu schlagen und somit Entzündungsprozesse in Gang zu setzen, die den Körper schneller altern lassen.

A B C D E F G H I J **K** L M N O P Q R S T U V W X Y Z

Stress und Entzündungen effektiv reduzieren – mit Achtsamkeitsmeditation funktioniert's!

Wie können wir nun effektiv Stress im Körper reduzieren und den überhitzten Motor in uns abkühlen?

Regelmäßiger und moderater Ausdauersport ist eine Antwort darauf.

Eine andere ist die gezielte Schulung unseres Geistes und damit ein gesundes Management unserer Gedanken und Gefühle, welche sehr häufig für subjektiv erlebten Stress verantwortlich sind. Und das lässt sich trainieren.

Neurowissenschaftliche Untersuchungen von Richard Davidson konnten eindrücklich nachweisen, dass Achtsamkeitsmeditationen Gehirnareale aktivieren, die das Angstzentrum des Gehirns, die sogenannte Amygdala, hemmen. So wie Sie durch ein Hanteltraining gezielt Ihren Bizeps stärken können, können Sie durch Achtsamkeitsmeditation speziell Ihren vorderen linken Stirnlappen trainieren, den linken präfrontalen Cortex. Je aktiver dieser Teil Ihres Gehirns ist, desto geringer ist die Aktivität des Angstzentrums und in Folge sinkt der Stresspegel in Ihrem Körper. Die Effekte von mentalem Training lassen sich aber nicht nur in Gehirnscans nachweisen, sondern sogar an Ihrem anatomischen Herzen!

Stellen Sie sich vor, Sie haben eine Herzfrequenz von 60. Das bedeutet, dass Ihr Herz in einer Minute 60-mal schlägt. Dabei arbeitet aber Ihr Herz nicht wie ein Metronom und schlägt genau einmal pro Sekunde. Vielmehr ist es so, dass Ihre Herzfrequenz durch den Einfluss des autonomen Nervensystems sowie Ihrer Gedanken und Gefühle sich ständig leicht verändert. Mal steigt sie kurz an, dann senkt sie sich wieder ab. Sie ist also variabel und der Puls ist manchmal vielleicht näher bei 70 und dann wieder bei 50 Schlägen pro Minute. Es zeigt sich also eine gewisse Variabilität. Zeichnet man diese über die Zeit auf, entsteht die Herzratenvariabilitätskurve:

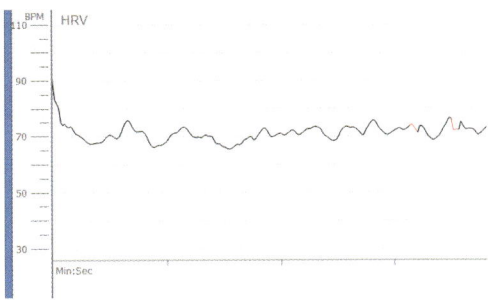

Die Herzratenvariabilität ist ein Messinstrument, um die Funktionsweise des autonomen Nervensystems zu erforschen.

Das autonome Nervensystem, kurz ANS, ist mit der Aufgabe betraut, den Körper immer an die jeweilige Situation anzupassen, in der Sie sich gerade befinden. Denn Ihr Körper muss etwas völlig Unterschiedliches leisten, ob Sie nun gerade dem Bus entgegenlaufen, um ihn noch rechtzeitig zu erwischen oder gerade ein gemütliches Abendessen genießen. Das eine Mal müssen Sie das Gaspedal betätigen, das andere Mal das Bremspedal. Das autonome Nervensystem besteht aus eben diesen beiden Gegenspielern, wobei das Gaspedal in der Medizin als Sympathikus bezeichnet wird und das Bremspedal als Parasympathikus. Wenn also die Nervenfasern des Sympathikus feuern, dann steigt das Aktivitätsniveau im Körper und es erhöht sich die Herzfrequenz, die Atemfrequenz und der Blutdruck. Dies geschieht auch jedes Mal, wenn Sie in Stress geraten. Wenn Sie stark leistungsfähig sein müssen oder unter hohem Druck stehen, dann wird hauptsächlich der Sympathikus aktiviert und die Stressreaktion im Körper wird eingeleitet.

Im Entspannungsmodus regenerieren Geist und Körper

Wenn Sie sich allerdings entspannen, wie das beim autogenen Training, bei Meditation oder erst recht im Schlaf der Fall ist, dann wird der Parasympathikus hoch aktiv und der Körper regeneriert. Die Stresshormone sinken und die Herzfrequenz und der Blutdruck senken sich ebenfalls ab. Auch dies kann man deutlich an der Kurve der Herzratenvariabilität erkenne:

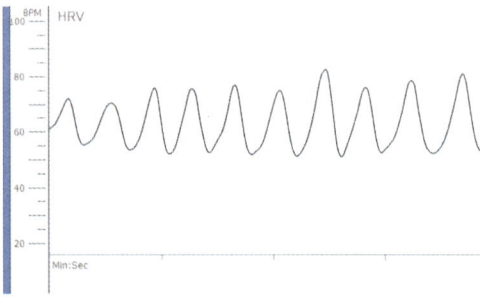

Mit der Herzatmung Stress sofort unterbrechen und Körperzellen wieder regenerieren

Wie können wir nun positiv auf diesen Prozess einwirken und Stress effektiv reduzieren?

Wir wissen, dass Meditation einen nachhaltig positiven Effekt auf das Stress-

erleben hat und sowohl Ängste als auch Stress im Körper reduziert. Ich möchte Ihnen nun eine hocheffektive Atemübung vorstellen, die schnell und messbar Stress reduziert. Während dieser Übung stellt sich meist innerhalb von Sekunden das in der zweiten Abbildung dargestellte harmonische Herzschlagmuster ein und der Körper geht in eine regenerative und entspannende Kohärenz.

Durch Fokussierung auf Ihren Atem entziehen Sie belastenden Gedanken ihre Energie!

Ich nenne diese Praxis die „Herzatmung". Sie eignet sich wunderbar, um Stressgedanken zu unterbrechen und gut zu sich zu kommen. Dadurch, dass Sie Ihre ganze Aufmerksamkeit auf den Atem im gegenwärtigen Moment richten, erzielen Sie zwei wesentliche Effekte: Zum einen schaltet bei dieser Atmung der Körper automatisch auf Parasympathikus, das Bremspedal wird also gedrückt. Durch den reinen Akt der verlangsamten und etwas tieferen, ruhigen Atmung schaltet der Körper also einen Gang zurück und die Stresshormone sinken.

Aber auch auf mentaler Ebene können Sie einen deutlichen Effekt bemerken. Wenn Ihre Aufmerksamkeit ganz konzentriert und ausschließlich auf diesen Atemvorgang gerichtet ist, werden Sie wahrnehmen, dass Ihre Gedanken ruhiger werden.

Der Trick ist: das Glas leeren, *bevor* es überläuft!

Wenn Sie diese Übung regelmäßig machen, nimmt die Kraft Ihres Parasympathikus zu und der innere Motor läuft ruhiger. Wenn Sie sich den inneren Stresspegel dabei wie den Füllstand eines Wasserglases vorstellen, dann schenken Sie mit dieser Atemtechnik jedes Mal ein bisschen Flüssigkeit aus, womit sich die Wahrscheinlichkeit verringert, dass das Glas beim nächsten auftretenden Stress überläuft. Somit können Sie Ihren Stresspegel generell auf einem niedrigeren Niveau halten.

Sie werden auch merken, dass Sie sich mit der Zeit insgesamt wohler und entspannter fühlen.

Ich empfehle Ihnen, diese Atemübung zweimal täglich, konzentriert für fünf Minuten, durchzuführen. Am besten morgens und abends, um eine Art Grundlagentraining zu etablieren. Wenn Sie sich dann untertags einmal unwohl oder gestresst fühlen, werden Sie irgendwann aus einem automatischen Reflex heraus diese Atemübung einsetzen, um sich wieder zur Ruhe zu bringen.

Ich wünsche Ihnen viel Freude mit dieser einfachen Übung – für Ruhe im Geist und Jugend im Herzen!

Ich lade Sie also ein, die nun folgende ATEMÜBUNG durchzuführen:

Setzen Sie sich für einen Moment lang aufrecht hin und schließen Sie Ihre Augen oder lassen Sie Ihren Blick in die Leere gleiten. Richten Sie nun Ihre Aufmerksamkeit auf Ihre Atmung und lassen Sie diese ein bisschen ruhiger und tiefer werden als normalerweise. Atmen Sie dabei etwa fünf Sekunden lang ein und fünf Sekunden lang aus. Sie können dabei auch ein bisschen länger ausatmen, als Sie einatmen. Achten Sie darauf, dass diese Atmung ohne Anstrengung fließt, und konzentrieren Sie sich darauf, über die gesamte Länge der Ein- und Ausatmung etwa den gleichen Atemfluss aufrechtzuerhalten. Nehmen Sie dabei ganz bewusst wahr, wie die Ein- und Ausatmung am Wendepunkt ineinander übergehen, und achten Sie darauf, keine Atempause zu machen, sodass die Einatmung direkt in die Ausatmung übergeht – und umgekehrt, sodass ein kontinuierlicher Kreislauf entsteht. Machen Sie das einige Atemzüge oder ein paar Minuten lang, bis Sie spüren, dass Ihr Geist ruhiger wird. Wenn das der Fall ist, denken Sie jetzt ganz bewusst an etwas, das Ihnen ein schönes und warmes Herzensgefühl vermittelt. Dies kann ein geliebter Mensch sein, zu dem Sie eine besondere Herzensbindung haben, aber auch ein schöner Ort oder ein Haustier, das Ihnen lieb geworden ist. Was immer es ist, es soll eine deutlich spürbare und schöne Emotion in Ihnen auslösen. Wenn sich dieses Gefühl eingestellt hat, atmen Sie dieses Gefühl in Ihrer Vorstellung durch Ihre Herzgegend oder Ihren Bauch ein und aus und bleiben eine Weile dabei, sodass sich dieses Gefühl mehr und mehr in Ihrem Körper ausbreitet.

LIEBE UND INTIMITÄT

Liebesspiel II
Drücke deine Nase sanft
in das Haar
deines Geliebten.
Atme tief,
lass den Duft
durch
deinen Körper ziehen.
Wo lässt er sich nieder?

Jungbrunnen Sexualität

Liebe empfangen und geben, Partnerschaft, Zärtlichkeit, Intimität und
Erotik wünschen sich Frauen und Männer jeden Alters. Sexualität gehört zu den existenziellen Bedürfnissen des Menschen und ist auch für
die Persönlichkeitsentwicklung von zentraler Bedeutung. Sie umfasst
Körper, Geist und Seele. Durch sexuelle Energie schaffen wir eine Verbundenheit zur ursprünglichen Lebenskraft. Unsere sexuellen Aktivitäten sind für unsere Lebenslust und Lebenskraft entscheidend. Sex beugt
dem Alterungsprozess vor, verringert das Herzinfarktrisiko, hilft bei
Migräne, senkt das Schlaganfallrisiko, verbrennt Kalorien und stärkt das
Immunsystem. Ja, und Sex macht glücklich. Das liegt am Glückshormon
Endorphin, das beim Geschlechtsverkehr ausgeschüttet wird. Unmittelbar nach dem Sex werden viele Menschen sehr müde und genießen dann
besonders guten und erholsamen Schlaf. Der Grund dafür ist Oxytocin,
auch Kuschelhormon genannt, das ausgeschüttet wird, Vertrauen schafft
und die angenehme Entspannung bringt.

Durch die Reizüberflutung und die zahllosen Bilder im Außen gibt es
oft eine verzerrte Vorstellung, wie Sexualität gelebt werden sollte. Wie
im normalen Leben scheint es um Leistung zu gehen, immer schneller,
immer aufregender, immer mehr. Das Ziel ist der Orgasmus, also muss
alles getan werden, damit er erreicht wird. Die Frau soll immer Lust
haben und der Mann immer seinen Mann stellen. Viele Paare, die sich
durchaus lieben, stellen fest, dass mit dem Alter die Lust auf Sexualität
abnimmt.

Slow Sex

Auch wenn das Beisammensein im Akt durchaus Freude macht, bleibt bei vielen Paaren etwas offen, eine unerklärliche Sehnsucht. „Slow Sex" zeigt, wie Sie bewusst aus dem Alltagsstress aussteigen und in eine tiefere Verbindung zum Partner, zur Partnerin gehen können.

Ist es einfach nur langsamer Sex? Nein, es ist mehr, als nur das Tempo rauszunehmen. Es ist auch keine neue Technik, sondern eine andere Haltung und Ausrichtung. Es geht um mehr Raum für Gefühle und Harmonie, mehr Bewusstsein und Liebe. Stressfrei Liebe machen ist ein Weg zu sich selbst, eine Begegnung mit dem Partner, der Partnerin auf Augenhöhe. Es ist dann auch kein Liebemachen, sondern ein tiefes Lieben, ein miteinander In-Liebe-Sein.

Auf die Frage, was die tiefste Sehnsucht in der Sexualität ist, kommen Antworten wie: Geborgenheit, Zärtlichkeit, Nähe, Kontakt, Verbindung spüren und erst sekundär Lustbefriedigung. Das Schöne ist, dass aus einer Haltung des sich selbst und den anderen bewusster wahrnehmen eine Tiefe im Liebesleben entsteht, die das Herz berührt und Transformation möglich macht. Slow Sex hat das Sexleben revolutioniert, bei jungen wie bei älteren Paaren. Der Leistungsdruck fällt weg, Sie fühlen sich tief genährt und emotional gesättigt. Sexuelle Geborgenheit ist heilsam. Stressfrei Liebe machen ist die Devise.

Die Einladung ist, weniger zu tun und mehr zu sein – Bilder, wie Sexualität funktionieren soll, loszulassen und alte Konditionierungen zu überdenken. Entspannt dabei sein heißt, den gegenwärtigen Augenblick zu feiern, in dem es nichts zu tun gibt und wo man nirgends hinmuss. Bringen wir wieder Körper und Geist zusammen, verbinden wir Sex, Herz und Seele und erreichen so eine neue Entwicklungsstufe in der Sexualität.

Impulse für Slow Sex:

- ♥ Nehmen Sie sich ausreichend Zeit.
- ♥ Sorgen Sie für eine ungestörte, für beide angenehme Umgebung.
- ♥ Lenken Sie Ihre Aufmerksamkeit zuerst auf bewusstes und tieferes Atmen.
- ♥ Halten Sie sanften Augenkontakt.
- ♥ Sprechen Sie an, was Ihnen guttut.
- ♥ Erkunden Sie sanft den Körper des anderen, als würden Sie einander zum ersten Mal näherkommen.
- ♥ Massieren Sie einander sanft und lassen Sie dabei vorerst die erogenen Zonen aus.
- ♥ Ihr Körper weiß genau, was ihm guttut und Sie auch, wenn Sie ihm zuhören.
- ♥ Viel Freude beim gemeinsamen Entdecken einer neuen Zweisamkeit!

MITGEFÜHL UND WOHLWOLLEN

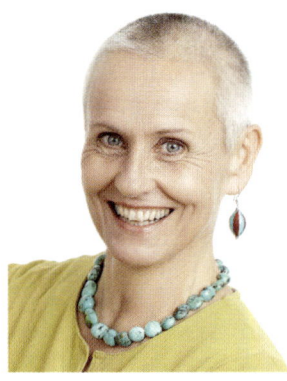

Gastbeitrag von **Mag.ª Helga Luger-Schreiner,** zertifizierte Mindful-Self-Compassion-Trainerin, multimediale Kunsttherapeutin, Künstlerin, Kunstpädagogin, Metta-Meditationsleiterin, Hochschuldozentin, Autorin und Leiterin von powerful-heART.at

Das Ernten von reifen, schmackhaften, nährenden Früchten im goldenen Licht des Spätsommers

Wir Menschen haben die wunderbare Fähigkeit, fühlen zu können, was andere fühlen. Unsere Spiegelneuronen lassen uns Gefühle spüren, die wir bei anderen wahrnehmen, das ist Empathie. Nehmen wir also Schmerz oder Leid wahr, können wir mitschwingen. Über diese empathische Reaktion hinaus können der Wunsch und der Impuls entstehen, aktiv zu werden und dazu beitragen zu wollen, dieses Leid zu lindern. Das ist Mitgefühl. Unser Fürsorgesystem wird aktiv.

Aus einer wohlwollenden Grundhaltung heraus reagieren wir mit Mitgefühl, wenn wir Leid erkennen. Achtsamkeit unterstützt unsere Fähigkeit wahrzunehmen, was gerade geschieht und Mitgefühl mobilisiert und lässt uns fragen, was diese Person gerade braucht oder in dieser Situation gerade notwendig ist.

Im Laufe eines langen Lebens haben wir Verhaltensmuster entwickelt, die sowohl unsere Wahrnehmung als auch unser Handeln modifizieren.

Übung*

Lassen Sie sich zu einer kleinen Übung einladen und nehmen Sie sich dafür ein paar Minuten Zeit. Legen Sie sich Schreibzeug für Notizen bereit und machen Sie es sich bequem. Spüren Sie bewusst Ihren Körper und gönnen Sie sich ein paar tiefe Atemzüge. Vielleicht erlauben Sie sich, während der Ausatmung Spannung loszulassen.

Visualisieren Sie nun bitte eine Situation, in der einem lieben Freund, einer lieben Freundin ein Missgeschick passiert ist, er oder sie gescheitert ist oder sich unzulänglich fühlte.

Gehen Sie dabei bitte folgenden Fragen nach: Wie gehe ich in dieser Situation mit ihr oder ihm um? Was sage ich zu ihr oder ihm? Welche Worte wähle ich? In welchem Ton spreche ich?

Machen Sie sich dazu Notizen:

Nun lassen Sie diese Szene los und denken an Zeiten, in denen Sie selbst in irgendeiner Weise gelitten, sich unzulänglich gefühlt haben, gescheitert sind, Ihnen ein Missgeschick widerfahren ist. Machen Sie sich bitte ein klares Bild von dieser Situation und fragen Sie sich nun: Wie gehe ich in solch einer Situation normalerweise mit mir selbst um? Wie ist meine innere Stimme? Welche Worte wähle ich? In welchem Tonfall spreche ich mit mir selbst?

Wenn Sie sich genau zugehört haben, machen Sie sich auch dazu Notizen:

Die Übung stammt aus dem MSC-Programm/Mindful Selfcompassion nach Germer und Neff.

Was haben Sie während dieser Übung entdeckt? Welche Nuancen in Ihrem Verhalten anderen und sich selbst gegenüber wurden sichtbar?

Vielleicht ist Ihnen bewusst geworden, dass Sie mit sich selbst weniger freundlich umgehen als mit anderen – dann dürfen Sie sich in zahlreicher Gesellschaft wissen. Nach Evaluierung dieser Übung ist Kristin Neff (Professorin für Psychologie und Persönlichkeitsentwicklung an der Universität Texas) zu dem Resultat gekommen, dass 78 Prozent der Befragten zu sich selbst viel härter und kritischer sind als zu anderen. Hier sind innere Muster zugange, die vielleicht schon sehr alt sind, zum Teil unbewusst ablaufen und sehr belastend sein können. Wir schauen bei uns selbst allzu leicht darüber hinweg, dass wir gerade wirklich leiden und anstatt uns zu trösten und zu umsorgen, wie wir das für andere tun würden, schelten wir uns womöglich, sind ungeduldig und unnachsichtig.

> **Mit Selbstkritik aktivieren wir unser eigenes Stresssystem,** was über einen längeren Zeitraum zu Erschöpfung, Depression und körperlichen Leiden führen kann.

Nach Paul Gilbert (Professor für Klinische Psychologie an der University of Derby) lösen wir durch harsche Selbstkritik unser körpereigenes Bedrohungssystem aus. Wir reagieren auf Bedrohung mit Kampf, Flucht oder Erstarren. Diese Reaktionen eignen sich zwar gut, um uns vor körperlichen Bedrohungen zu schützen, aber meist ist ist es heutzutage unser Selbstbild, das vorwiegend Angriffen ausgesetzt ist. Wenn wir uns unzulänglich fühlen oder unser Selbstbild ins Wanken gerät und wir harsche Selbstkritik üben, führt dies genauso zur Ausschüttung von Kortisol und Adrenalin wie bei einer Bedrohung von außen. Dies ist emotional schmerzhaft und kann zu dauerhaften Ängsten, Erschöpfungssymptomen, Depression und körperlicher Erkrankung führen.

> **Mitgefühl mit sich selbst zu haben,** bedeutet, die eigene Menschlichkeit anzunehmen und zu würdigen.

Fühlen wir uns hingegen sicher, wohl, akzeptiert und umsorgt, werden Opiate und Oxytocin ausgeschüttet, die das Gefühl von Geborgenheit geben.

Wenn wir uns also Selbstmitgefühl schenken, schaffen wir uns ein Gefühl von Sicherheit und wirken dem inneren Stress entgegen, den das Bedrohungssystem mit seinem „Chemiecocktail" hervorruft.

Werden Sie Ihre beste Freundin, Ihr bester Freund!

Lassen Sie sich also auf den erfreulichen Weg ein, Selbstmitgefühl zu kultivieren, und machen Sie sich aus Altersweisheit heraus das Geschenk, Ihr bester Freund, Ihre beste Freundin zu werden!

Selbstmitgefühl ist die Fähigkeit, auch in schwierigen Situationen gut für sich selbst zu sorgen und eine liebevolle innere Stimme zu entwickeln. Selbstmitfühlend zu agieren bedeutet, dass wir uns – wenn wir scheitern oder etwas an uns bemerken, das uns nicht gefällt – in der gleichen liebevollen und unterstützenden Art und Weise begegnen, wie wir es bei einer geliebten Person tun würden. Wie fühlt sich diese Vorstellung an? Wunderbar?!

Vielleicht hören Sie sich jetzt allerdings innerlich seufzen und sagen, ja, das wäre großartig, wenn mir das gelänge, aber wie soll das gehen?

Die gute Botschaft ist: Selbstmitgefühl kann geübt und gelernt werden (dafür gibt es zum Beispiel das Acht-Wochen-Programm „Mindful Self Compassion – MSC", achtsames Selbst-Mitgefühl), das ist der große Bonus der Neuroplastizität unseres Gehirns.

Anstatt mit zusammengebissenen Zähnen den eigenen Schmerz auszublenden oder uns selbst für Unzulänglichkeiten fertigzumachen, können wir achtsam innehalten und zu uns selbst sagen: „Das ist gerade wirklich schwer. Wie kann ich mich trösten und versorgen, gerade und vor allem jetzt, wo es schwierig für mich ist?"

Mitgefühl mit sich selbst zu haben bedeutet, die eigene Menschlichkeit anzunehmen und zu würdigen. Dies ist die Basis für eine wohlwollende Haltung sich selbst und gleichzeitig auch anderen gegenüber. Denn langfristig kann die eigene vernachlässigte Seele auch anderen keine liebevolle Unterstützung sein. Mitgefühl für uns selbst unterscheidet sich nicht vom Mitgefühl für andere, aber es fällt uns eben oftmals viel schwerer.

Übung*

Versuchen Sie diese kleine Übung, wenn Sie das nächste Mal in einer schwierigen Situation sind und bemerken, dass Sie vielleicht gerade (wieder) dabei sind, sich dafür selbst innerlich fertigzumachen oder zu beschuldigen. So können Sie vorab üben:

Achtsamkeit – Menschlichkeit – Selbstmitgefühl leben

Imaginieren Sie eine Ihnen bekannte leidvolle Situation und gehen Sie die drei folgenden Schritte durch:

1. Spüren Sie zunächst Ihre Reaktionen im Körper, die in dieser schwierigen Situation entstehen. Nehmen Sie sich einen Moment Zeit, um die unangenehme Situation und die Empfindungen in Ihrem Körper zu benennen, zum Beispiel: „Das ist stressig und belastend! Autsch, das tut weh! Ich spüre Druck in der Magengegend."

Das ist Achtsamkeit, wahrnehmen, was ist.

2. Im zweiten Schritt versuchen Sie, sich bewusst zu machen und anzuerkennen, dass so etwas auch anderen passiert. Seien Sie möglichst klar, zum Beispiel: „Meine Freundin, mein Freund kennt das auch. So fühlt sich das an, wenn man scheitert."

Das ist Menschlichkeit.

Üblicherweise tendieren wir dazu, uns zu isolieren, wenn es uns schlecht geht. Das Bewusstmachen dieser Erkenntnis lässt Verbundenheit spüren.

3. Probieren Sie nun, eine Hand auf Ihr Herz zu legen und von dieser Geste Ihr Nervensystem beruhigen zu lassen. Oder vielleicht tut es Ihnen gut, Ihre Hand auf die unmittelbar vom Stress betroffene Stelle Ihres Körpers zu legen. Wenden Sie sich nun liebevoll mit der mitfühlenden Frage an sich selbst: „Was brauche ich in diesem Moment?"

Das ist Selbstmitgefühl.

Hier geht es nicht darum, wie die konkrete Situation zu lösen wäre, sondern wie Sie liebevoll mit sich selbst umgehen können, sowie um Ihre Reaktion, sich selbst so zu akzeptieren, wie Sie gerade sind. Hier ist wesentlich, dass Sie **sich selbst aktiv unterstützen**, indem Sie sich beruhigen, trösten, ermutigen und für sich selbst einstehen.

---

* Die Übung stammt aus dem MSC-Programm/Mindful Selfcompassion nach Germer und Neff.

Versuchen Sie, sich diese Übung immer wieder einmal zu „gönnen", und spüren Sie nach, was sich dadurch tut. Vielleicht werden Sie überrascht sein, denn für sich selbst gut zu sorgen wirkt sich auch auf andere positiv aus. Ganz entgegen der Befürchtung, dass Selbstmitgefühl egoistisch oder egozentrisch wirken könnte. Mit einer selbstmitfühlenden Haltung können Negativspiralen umgekehrt werden und sich alte, eingefahrene Muster lösen.

„Alte Geschichten" auflösen

Sie können diese Übung in einer ruhigen Stunde jederzeit auch mit alten, schwierigen Situationen durchspielen. Legen Sie dabei bitte großes Augenmerk auf Ihre Körperempfindungen und schenken Sie ihnen Raum. Achten Sie dabei bitte darauf, sich im dritten Teil der Übung besonders viel Zeit zu geben, um Ihre körperliche Resonanz auf diese schwierige Situation – wie Anspannung, Enge, Druck – durch die liebevolle Zuwendung aufzulockern oder vielleicht sogar aufzulösen. Mitunter ist es dabei hilfreich, Ihre Hände auf die betroffenen Körperregionen zu legen und die Wärme und den sanften Druck direkt wirken zu lassen.

Umsorgende Berührung kann unseren Stresshaushalt positiv verändern – auch wenn Sie es selbst sind, die oder der diese Geste schenkt. Wir beginnen Opiate und Oxytocin auszuschütten. Liebevolle Zuwendung für unseren Körper und fürsorgliche Aufmerksamkeit unserem Schmerz gegenüber unterstützt uns dabei, aus der rasanten Negativitätsschleife unserer Gedanken rauszukommen.

Durch Training von achtsamem Selbstmitgefühl können wir unser Gehirn, das primär für das Überleben gestrickt ist, durchaus mehr und mehr „glücksfähig" werden lassen. Der Schwerpunkt liegt darauf, die emotionalen Ressourcen zu stärken, die wir brauchen, um mit alten und neuen emotionalen Herausforderungen gut umgehen zu können. Wir kultivieren innere Stärke, die uns befähigt, mehr Mensch zu sein – unsere Fehler und Unzulänglichkeiten einzugestehen, von ihnen zu lernen und die notwendigen Veränderungen vorzunehmen – mit Freundlichkeit und aus Selbstachtung. Lassen Sie sich mutig und neugierig ein auf diesen selbstmitfühlenden Weg zur „Alters"-Weisheit.

Bestimmt haben Sie im Laufe Ihres Lebens schon eigene selbstmitfühlende Rituale entwickelt. Vielleicht gönnen Sie sich gerne ein warmes Bad nach einem anstrengenden Tag oder Sie lesen ein paar Zeilen eines inspirierenden Gedichtes. Laden Sie sich dazu ein, diesen Ritualen mehr Raum und Berechtigung zu geben, und lassen Sie auch neue Varianten von selbstmitfühlenden Pausen Einzug in Ihr Leben finden: Zeit für einen Waldspaziergang, ein Telefonat mit einem lieben Menschen, eine Tasse Tee genießen, ein gutes Buch lesen, der eigenen Kreativität Raum geben, ein Bild malen, musizieren, ein Dankeschön an Sie selbst vor dem Einschlafen, ein wertschätzendes inneres Lächeln für Ihr Bemühen ...

„Warum sollte ich meine Fehler fürchten, da ich doch sagen kann: Sieh zu, dass du es nicht wieder tust, heute verzeihe ich dir."

(Lucius Annaeus Seneca, gestorben 65 n. Chr.)

Pflegen und nähren Sie Ihre Freundschaft mit sich selbst!

Achtsames Selbstmitgefühl lässt uns mit Schwierigem offener umgehen und Angenehmes genießen und auskosten, dadurch etablieren wir Freude in uns!

Gönnen Sie sich bewusst liebevolle Aktivitäten, um Ihre Freundschaft mit sich selbst zu nähren und zu pflegen!

Wohlwollend mit sich selbst zu sein ist eine wesentliche Grundvoraussetzung für die eigene Achtsamkeitspraxis. Selbstmitgefühl ermöglicht es, gegenüber schwierigen Erfahrungen, die während einer Achtsamkeitsübung auftreten können, eine liebevolle Haltung zu bewahren. Es erlaubt uns zu scheitern und wirkt dadurch unterstützend, in tiefere Wahrnehmungsprozesse und Erkenntnisse eintauchen zu können. Achtsamkeit und Selbstmitgefühl unterstützen und brauchen einander und gemeinsam ermöglichen sie es, uns auf das Abenteuer Authentizität einzulassen.

Das ist doch eine wunderbare Perspektive für diesen Lebensabschnitt: Beginnen Sie damit, sich selbst wohlwollend, achtsam und selbstmitfühlend zu begegnen – wie das Ernten von reifen, schmackhaften, nährenden Früchten im goldenen Licht des Spätsommers.

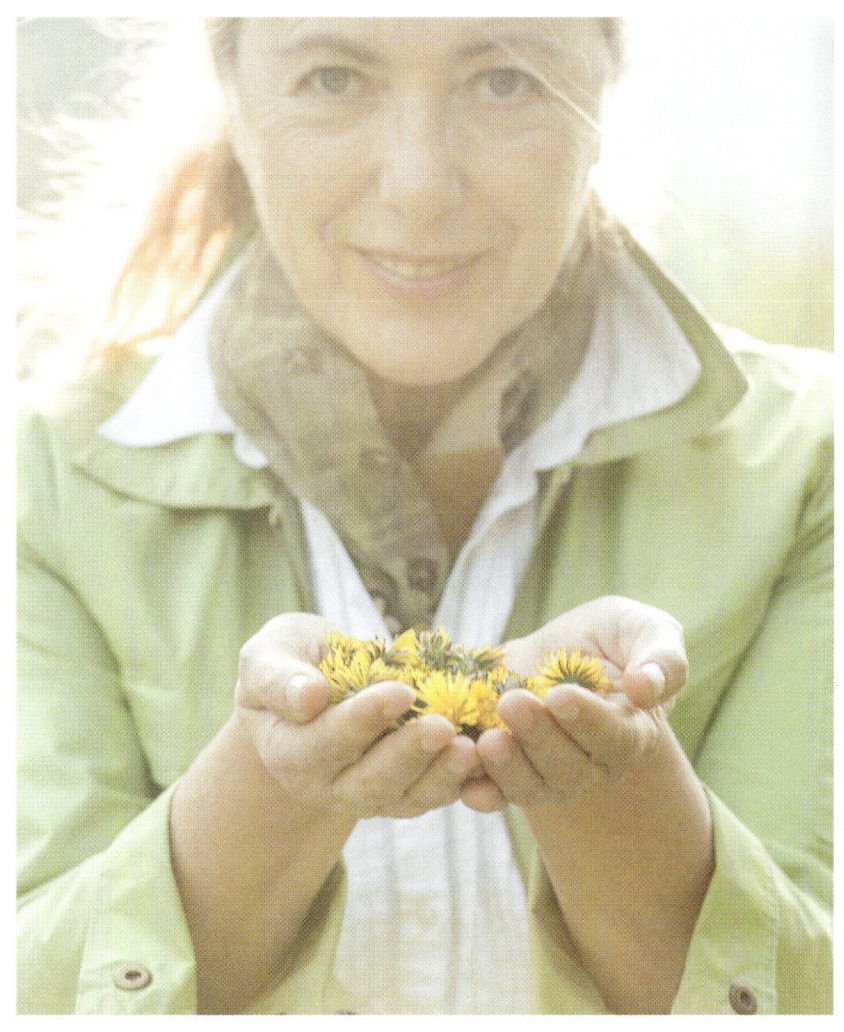

Beginnen Sie damit, sich selbst
wohlwollend, achtsam und
selbstmitfühlend zu begegnen –
wie das Ernten von reifen,
schmackhaften, nährenden Früchten
im goldenen Licht des Spätsommers.

NATUR

Glücksschau II
Puste in
den jungen Löwenzahn.
Gleite mit
den Samenschirmchen
ins Glück.

Hildegard von Bingen wusste schon vor 900 Jahren vom heilenden Band zwischen Mensch und Natur und meinte damals: „Es gibt eine Kraft aus der Ewigkeit und diese ist grün." Diese Kraft, die in den Pflanzen und in allen anderen Lebewesen wirkt, nannte sie „Grünkraft".

In der 2019 durchgeführten europaweiten Studie der Schweizer Forschungsstelle Sotomo „Sehnsuchtsort Natur in der digitalen Leistungsgesellschaft" kann man nachlesen, welche überwältigende Bedeutung Natur im Leben aller Menschen hat. Von den über 5.000 Befragten gaben 72 Prozent an, sich in der Natur besonders gut von Druck und Stress erholen zu können. Besser als an jedem anderen Ort.

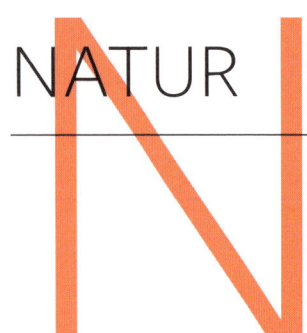

Wandern und Bewegen in der Natur sind dabei die wichtigsten Aktivitäten.

Es gibt viele Sehnsuchtsorte in der Natur (ein Strand am Meer, eine Alpenwiese, eine Lichtung im Wald etc.), entscheidend ist dabei nicht, welche Orte dies sind, sondern was sie mit Ihnen machen. Spüren Sie in sich hinein, ob es so einen Platz für Sie gibt. Vermittelt Ihnen das Meer ein Gefühl der unendlichen Weite, des Fließens oder haben Sie Respekt vor den Wellen und ihrer Kraft? Welche Gefühle ruft eine Blumenwiese hervor? Ist ein Wald für Sie düster und unheimlich wie in manchen Märchen oder eine Quelle des Friedens und der Erholung? Mögen Sie die Natur wild oder gezähmt? Bzw. was bedeutet Natur für Sie überhaupt?

Nehmen Sie sich wirklich Zeit, diese Fragen für sich zu beantworten. Werden Sie sich der Bedeutung von Natur bewusst und wie wichtig es ist, sie zu schützen und zu bewahren. Wir sprechen nicht ohne Grund von Mutter Natur. In archaischen Zeiten war man sich sowohl der gebärenden Natur, die immer wieder neues Leben schafft, aber auch der abgründigen Natur, die zerstört und verschlingt, sehr bewusst.

Sie können, wenn Sie genau hinsehen,

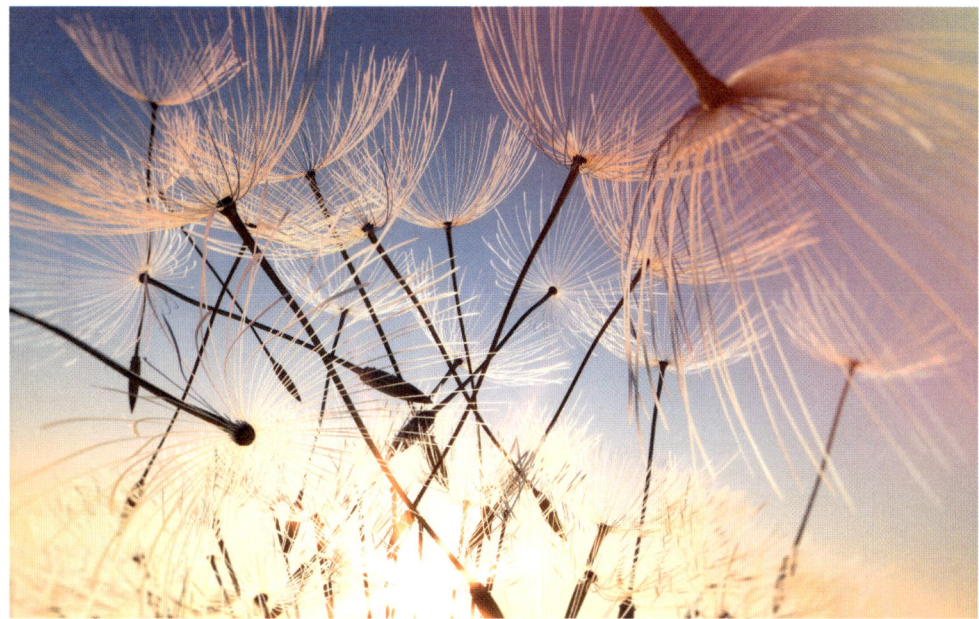

immer auch den Kreislauf des Lebens in der Natur erfahren. Wir alle sind ein Teil der Natur. Seien Sie sich dessen bewusst. Das Werden und Vergehen in der Natur gilt auch für uns. Natur ist alles, was wir Menschen nicht geschaffen haben. Nehmen Sie die Natur mit allen Sinnen wahr. Viele Menschen sprechen von der Heilung und der Kraft der Natur. Sie verbinden sich über die Natur mit etwas Größerem, etwas, das über Sie hinausgeht.

Woran liegt es nun, dass Sie vielleicht das Meer besonders glücklich macht, das Rauschen der Wellen, der Geschmack salziger Luft und das Gefühl von feinem Sand unter den Füßen? Die blau-grün-türkisen Farben des Meeres wirken beruhigend, entkrampfend und stressmindernd. Das Wellenrauschen hat einen ähnlichen Effekt wie Barock- oder Meditationsmusik und wird gerne von Entspannungstherapeuten eingesetzt, weil es dem Atemrhythmus ähnelt. Allein die Vorstellung,

am Strand zu sitzen, wirkt sich positiv auf die Psyche aus.

Auch Bäume spielen im Leben der Menschen seit Urzeiten eine große Rolle. Sie wurden in Mythen und Legenden, Gedichten und Hymnen besungen und verklärt. Sie waren immer besondere „Wesen" und nicht nur einfach große Pflanzen. In jüngerer Zeit hat der Baum in seiner Funktion als Kraftfeld ganz besondere Bedeutung bekommen. Japanische Waldforscher belegen, dass in bewaldeten Gebieten weniger Menschen an Krebs erkranken als in Regionen ohne Wald. In mehreren groß angelegten wissenschaftlichen Studien konnte nachgewiesen werden, wie ein intensiver und bewusst wahrgenommener Aufenthalt im Wald Blutdruck und Pulsfrequenz senken kann, das Immunsystem stärkt und vorbeugend gegen Krebs wirkt. Diese Wirkung hält sieben bis 30 Tage an, abhängig davon, wie lange man sich im Wald aufgehalten hat – je länger, desto nachhaltiger die Wirkung. Die heilsame Wirkung von Waldaufenthalten wird **„Shinrin Yoku"** („Shinrin" = Wald, Yoku = Bad) genannt, also ein Bad im Wald zu nehmen, den Wald mit allen Sinnen wahrzunehmen und zudem einfach und effektiv Stress abzubauen. Elemente aus dem Shinto, einer Urreligion der Japaner und aus dem Buddhismus, fließen hier ein. Wenn wir uns im Wald aufhalten, werden über die Stimulation unserer Sinnesorgane sensorische Bereiche im Gehirn aktiviert, was zu Veränderungen in der Körperchemie führt.

Heilsam – im Sinne von Shinrin Yoku – den Wald mit allen Sinnen erleben

In geschlossenen Räumen nützen wir die meiste Zeit nur zwei unserer Sinne: Sehen (häufig blicken wir dabei vor allem auf Bildschirme wie TV, Handy oder Computer) und Hören. Im Wald sind wir eingeladen, alle Sinne aktiv einzusetzen:

… Wir sehen die Vielfalt der Blattfärbungen, die Formen der Wurzeln und Baumstämme, die Oberflächen der Rinden, hier huscht ein Eichhörnchen, dort fliegt ein Vogel hoch, vor unseren Füßen krabbelt ein Käfer eilig davon. Im Winter haften Eiskristalle oder Schnee an den Zweigen, im Frühling bilden sich zarte Blattknospen, im Sommer tragen Brombeersträucher gleichzeitig grüne, rote und schwarze Beeren …

… Wir hören die unterschiedlichsten Geräusche – selbst wenn es still ist, ist immer etwas zu hören: ein feiner oder manchmal auch stärkerer Wind, knackende Zweige, zwitschernde Vögel (haben Sie schon einmal bewusst den Morgen- oder Abendgesang der Vögel im Wald wahrgenommen?), Insekten, die brummen und summen, Tannenzapfen, die von Zweigen fallen, Blätter, die zu Boden gleiten, ein gurgelndes Bächlein, das wir fast übersehen hätten …

… Wir können unterschiedliche Gerüche wahrnehmen: den feinen Duft von Nadelbäumen, feuchtes Laub, Moos, Pilze, Erdiges, im Frühling den knoblauchartigen Duft von Bärlauch …

… Wir können aktiv spüren – innerlich und äußerlich: Spinnennetze, die wir auf unserem Weg übersehen haben, samtig weiches Moos, Wind, der die Haut streichelt, kalte Winterluft beim Einatmen, die Strahlen der Sonne auf der Haut, die zwischen den Ästen durchschimmern. Manchmal tauchen im „dunklen Wald" auch Emotionen auf, wenn wir nicht alles sehen, nicht alles unter Kontrolle haben können, womöglich die Orientierung, den Weg verlieren …

Können Sie im Wald vielleicht auch etwas schmecken?

Was Sie beim Waldbaden beachten sollten

Damit Sie Ihre inneren Heilkräfte aktivieren, sollen und dürfen Sie sich im Wald auch durchaus ein bisschen anstrengen, aber nicht überfordern. Bitte nur Wege wählen, die Ihrer Kondition und Ihren Möglichkeiten entsprechen. Bringen Sie

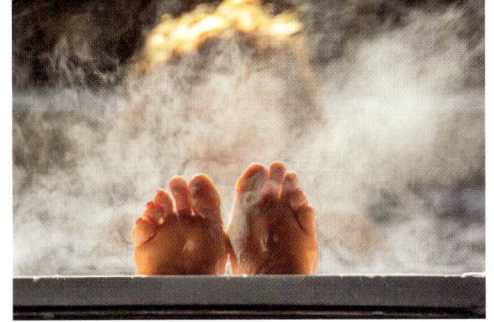

ein Bewusstmachen, ein Mit-allen-Sinnen-Erfassen der natürlichen Welt, die uns umgibt, um Dankbarkeit und ein tiefes Verständnis, dass die Natur unsere Wertschätzung, Rücksichtnahme und unseren Schutz braucht. Denken Sie bitte daran: Wenn Sie sich im Wald aufhalten, sind Sie Gast, seien Sie ein respektvoller, achtsamer Gast, der gerne wieder eingeladen wird.

Ihren Kreislauf in Schwung, machen Sie immer wieder eine Pause, trinken Sie ausreichend und vielleicht entdecken Sie ein neues Lieblingsplätzchen, auf dem Sie sich länger niederlassen und das sie mit allen Sinnen auskosten und dort vielleicht sogar meditieren wollen. Der perfekte Ausklang für einen Tag im Wald ist ein warmes Bad.

Wichtig ist, dass es beim Aufenthalt im Wald nicht nur um SIE geht, sondern gleichzeitig auch um einen bewussten Umgang mit der Natur, um ein Wahrnehmen,

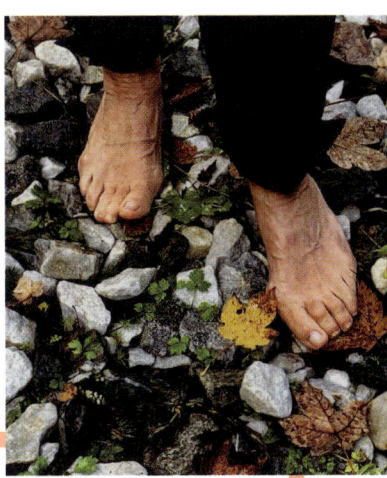

ACHTSAM BARFUSS GEHEN

Halten Sie Ausschau, wo es in Ihrem Wohnumfeld Parks oder Wiesen gibt, einen kleinen Teich, eine Allee, einen See, und lassen Sie sich zu dieser Übung des achtsamen Gehens einladen:

Aus der Fußreflexzonentherapie wissen wir, dass bestimmte Druckpunkte auf der Fußsohle positive Reaktionen über die Nervenbahnen herbeiführen können. Durch asphaltierte Straßen und viel Beton in der Stadt haben wir jedoch den Kontakt mit der Erde verloren. Steigen Sie daher im wahrsten Sinn des Wortes immer wieder mal aus – und zwar aus Ihren Schuhen, und finden Sie Möglichkeiten zum Barfußgehen. Sie werden mit mehr Energie belohnt, der Kreislauf wird angeregt, Stress abgebaut. Die Wiederverbindung zur Erde steigert unser Wohlbefinden. Nützen Sie die Energiebatterie unter Ihren Füßen. So kommen Sie schnell und ganz natürlich zurück in Ihre Balance, in Ihr ureigenes Gleichgewicht – innerlich und äußerlich. Also: Schuhe ausziehen und den Boden unter Ihren Füßen achtsam spüren: Wie fühlt sich die Erde, das Gras an? Weich oder hart, rau oder steinig, kitzelt es oder entsteht ein Gefühl von Verwurzelung und Geborgenheit?

OASE

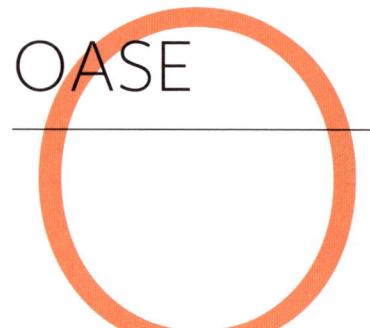

Baumspiel I
Lehne dich an
einen Baum.
Spüre die Gelassenheit,
die dich umarmt.

Beim Begriff Oase stellen wir uns oft einen fruchtbaren Fleck Erde in der Wüste vor, an einer Quelle oder einem Wadi gelegen. Dattelpalmen umsäumen einen Teich, es ist ein bewohnter Ort gehobener Lebensqualität, hier fühlen sich die Menschen wohl, hier haben sie Heimat.

Sich solche Oasen im eigenen Wohn- und Arbeitsbereich zu schaffen, bekommt mit zunehmendem Alter mehr Bedeutung. Einerseits geht es für Sie persönlich darum, Ihr Umfeld Ihren Bedürfnissen anzupassen, mehr Zeit für angenehme Dinge zu haben (und Staubwischen gehört bei den meisten wahrscheinlich nicht dazu), mehr Leichtigkeit in Ihr Leben einzuladen, indem Sie sich von unnötigem Ballast befreien. Andererseits werden Sie sich vielleicht auch der Frage widmen: Wie will ich mein Haus einmal hinterlassen oder übergeben?

„Zu Hause sein" und sich „zu Hause fühlen" ist übrigens nicht dasselbe, sollte im Idealfall aber Hand in Hand gehen. Dafür müssen fünf zentrale emotionale Bedürfnisse erfüllt sein, wie im „Life at Home Report" von Ikea zu lesen ist:

1. Zugehörigkeit
2. Besitz (laut Trendforscherin Oona Horx-Strathern nicht zu viel, aber doch so viel, dass die Persönlichkeit dadurch Ausdruck findet)
3. Sicherheit
4. Komfort
5. Privatsphäre

Schaffen Sie sich Ihre persönliche Wohlfühloase, in der Sie sich geborgen und vor allem sicher fühlen, in der Sie selbst eine gute Übersicht haben und wo sich im Notfall auch Verwandte oder Nachbarn rasch zurechtfinden können. Mit zunehmendem Alter können sich die Pupillen verkleinern, was zu Helligkeitsverlusten führt, die Umgebung wirkt matter und farbloser. Kräftige, helle Farben tun hier gut. Auch bauliche Veränderungen, z. B. im Badezimmer eine bequeme Dusche anstelle einer Badewanne mit hohem Rand, sind mit 50+ noch leichter zu bewerkstelligen als mit 70+.

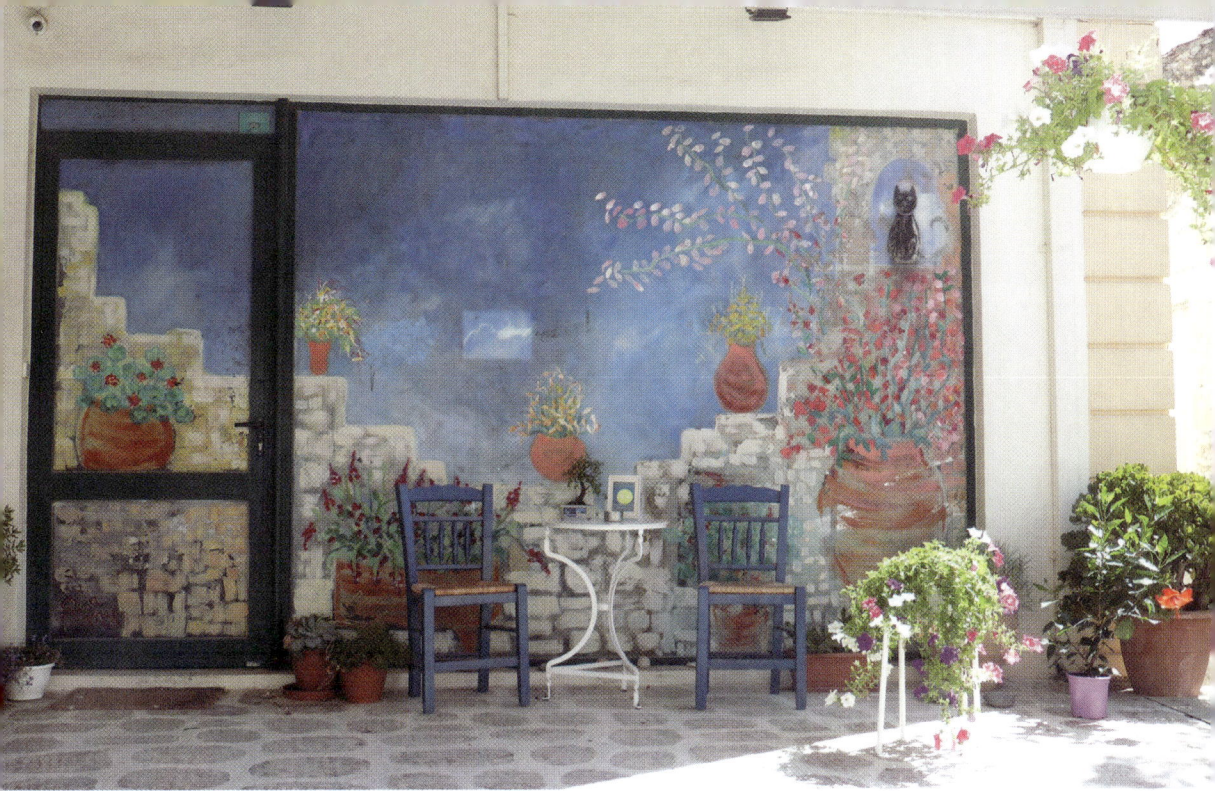

Vor jeder anderen Maßnahme oder Veränderung, die Sie in Ihrem Wohn- und Arbeitsumfeld umsetzen möchten, kommt allerdings als Erstes das Entrümpeln, Neuordnen und Reinigen auf der physischen Ebene.

Beginnen Sie mit dem Eingangsbereich, Ihrem Vorraum: Gehen Sie einmal VOR Ihre Eingangstüre und öffnen Sie diese ganz bewusst, dann stellen Sie sich folgende Fragen:

- Was empfängt Sie? Worauf trifft Ihr erster Blick beim Hineingehen? Schuhe, Jacken, Mäntel, abgestellte Gegenstände, die Sie nicht regelmäßig verwenden?
- Wonach riecht es – neutral, abgestanden, angenehm?
- Wie viel Licht ist im Eingangsbereich?
- Empfangen Sie angenehme Farben?
- Ist genug Raum, damit viel gute Energie in die Wohnung kommen kann, oder verstellen viele Möbel den vorhandenen Platz?

Den ersten Eindruck nehmen Sie – und auch Ihre Gäste – energetisch in Ihren gesamten Wohn- und Arbeitsbereich mit.

Gehen Sie mit wachem Blick durch Ihre Räume ... Wand für Wand ... Regal für Regal ... was hängt oder steht alles herum, macht vielleicht nur Arbeit, weil Sie es abstauben müssen und Ihr persönlicher Bezug dazu ist gar nicht mehr vorhanden?

Nehmen Sie sich jeden Tag nur eine Schublade, ein Kästchen oder Regal vor, egal ob Kleidung, Bücher, Küchenutensilien oder Bürokram; entleeren Sie alles komplett, reinigen Sie es gründlich (am besten mit ein paar Tropfen Rosenöl in warmem Wasser und einem weichen Tuch) und gehen Sie dann Stück für Stück durch, nach den Kriterien:

- Verwende ich es regelmäßig?
- Löst es in mir eine gute Stimmung aus, wenn ich es ansehe oder in der Hand halte?
- Verbinde ich eine angenehme Erinnerung damit?
- Brauche ich es *wirklich*?

Von jedem Stück, bei dem Sie nicht auf mindestens zwei Fragen mit JA antworten können, trennen Sie sich, und zwar am besten sofort. Sie werden sehen, in Kürze fühlt sich Ihr ganzes Leben „leichter" an.

Ordnung und Klarheit in unseren Räumen hilft auch, zu eigener Klarheit zu finden! Die äußere Ordnung steht oft für die innere Ordnung.

Hier ein paar Tipps, wie Sie beginnen können, mit mehr Bewusstsein Ihr Umfeld zu gestalten:

Wie sieht es mit Ihrem Schlaf aus? Wachen Sie nachts manchmal auf und hängen Ihren Gedanken nach, ohne wieder einschlafen zu können? Das (natürliche) Licht ist unsere universellste Orientierung für den Tag-Nacht-Rhythmus; das helle Licht mit hohem Blauanteil in den frühen Morgenstunden macht uns munterer, der orangerote Sonnenuntergang mit wenig Blaulichtanteil zeigt dem Körper Verlangsamung an. Vermeiden Sie daher im Schlafzimmer alle Blaulichtquellen wie digitale Geräte, Fernsehapparate, Smartphones etc.!

Licht ist ein wichtiger Ersteindruck. Lichtdurchflutete Räume sind lebendige Räume! Durch unverstellte Fenster und verschiedene Lichtquellen, wie Hänge- oder Stehlampen, Wandappliken und Deckenfluter können Sie individuelle Lösungen finden und Lebendigkeit schaffen!

Farben sind von großer Bedeutung für unser Wohlbefinden. Dies hat übrigens auch schon Goethe in seiner Farblehre herausgestrichen. Lassen Sie sich inspirieren und fühlen Sie, was Ihnen guttut. Seien Sie mutig, etwas auszuprobieren, um eventuell aus dem grauen Alltag auszusteigen! Apropos Grau – auch wenn diese Farbe derzeit in manchen Bereichen aktuell ist, sie hat wenig Lebensenergie. Hingegen stimmen Gelb und Orange fröhlich, Gold gibt ein sicheres Gefühl von Wert und Vertrauen,

Rosa macht sanft und liebevoll, Rot belebt und gibt Kraft. Diese warmen Farben wirken anregend. Im Eingangsbereich einen roten Akzent zu setzen, gibt einen guten Impuls und die Komplementärfarbe Grün schafft ein Gefühl von Raum. Grün ist ausgleichend und harmonisierend und lässt uns durchatmen. Türkis und Blautöne wirken beruhigend und geben ein Gefühl von Weite. Violett wirkt entspannend. Lassen Sie sich nicht von starren Farbkonzepten leiten, wie z. B., dass man im Schlafzimmer viel Blau verwenden sollte für Beruhigung und besseren Schlaf. Das mag vielleicht für einige zutreffen, für andere wirkt es aber zu kühl. Lassen Sie die jeweilige Farbe in Ruhe auf sich wirken und stimmen Sie sich mit Ihren Familienmitgliedern ab, welche Farben in welchen Wohnbereichen energiemäßig am besten passen. Neue Farben beleben die Sinne!

Gesunde Pflanzen können die Lebenskraft in einem Raum stark anheben und dienen als Luftfilter und Luftbefeuchter. Die meiste Lebensenergie besitzen blühende Pflanzen. Verwöhnen Sie sich nicht nur mit Topfpflanzen im Wohnraum, denken Sie auch an ein liebevoll gestaltetes äußeres Fensterbrett, einen aufgeräumten Balkon mit blühenden Kistchen oder eine begrünte Terrasse. Warten Sie nicht darauf, dass Ihnen jemand Blumen schenkt, stellen Sie sich selbst auch immer wieder einen schönen Blumenstrauß in die Wohnung oder schenken sich z. B. eine Rose, die Sie dekorativ in einer schlanken Vase als Blickfang aufstellen. Immer mehr an Beliebtheit für Büros, aber auch Wohnungen gewinnen derzeit sogenannte „Green Walls", begrünte Wände, die auch leicht zu pflegen sind. Man kann sie als ganze Wand oder als „Wandbild" gestalten.

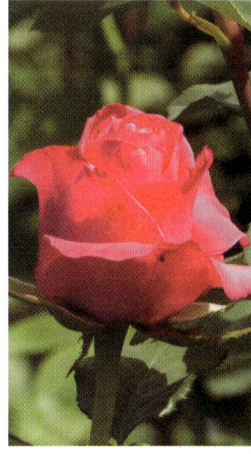

Bilder tragen ebenfalls viel zur Wohnatmosphäre bei. Umgeben Sie sich nur mit Gemälden und Kunstgegenständen, die Ihnen gefallen und positiv auf Sie wirken. Oft hängt ein Bild im Raum, weil wir es geerbt oder von jemandem geschenkt bekommen haben oder weil es wertvoll ist. Überprüfen Sie, ob es für Sie noch stimmig ist, ob es Sie erfreut und stärkt, unabhängig von seinem Kaufpreis oder dem aktuellen Wert.

Eine relativ neue Disziplin, die sich mit Schönheit im Allgemeinen befasst, ist die Neuroästhetik. Sie untersucht, wie schöne Dinge unsere Seele und Psyche beeinflussen. Das Auseinandersetzen mit schönen Dingen aktiviert emotionale Zentren im Gehirn. Diese Hirnregionen sind auch aktiv, wenn wir an etwas oder jemanden denken, das oder der uns wichtig ist. Diese messbaren Veränderungen lassen sich nicht nur beim Betrachter, sondern auch beim Erschaffer von schönen Dingen nachweisen. Gestalten Sie Ihr Arbeits- und Wohnumfeld so angenehm und stimmig wie möglich – für sich selbst, für mehr Ausgeglichenheit und für mehr Energie.

POSITIVE PSYCHOLOGIE

Gastbeitrag von **Dr. Markus Ebner,** Psychologe, Fachbuchautor, Universitätslektor und einer der namhaften europäischen Experten für Positive Leadership (Stärkenorientiertes Führen)

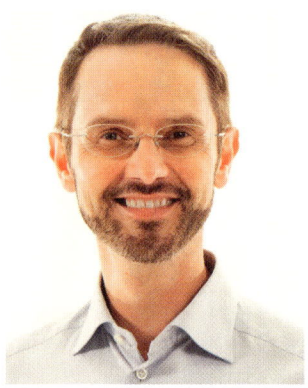

Vor einigen Monaten hatte ich beruflich in Nürnberg zu tun und traf eine liebe Kollegin zum Abendessen in einem schicken Restaurant. Obwohl wir uns recht gut unterhielten, wanderte meine Aufmerksamkeit immer wieder zum Nebentisch. Dort saß ein Pärchen, beide 50+ und offensichtlich frisch verliebt. Sie konnten im wahrsten Sinne des Wortes ihre Finger nicht voneinander lassen und waren weniger mit dem Essen als mit sich selbst beschäftigt. Sie erinnerten mich an Teenager, die ihre ersten Erfahrungen mit Verliebtheit sammeln. Das Verhalten dieser beiden schon reiferen Menschen in dieser Umgebung war doch recht ungewöhnlich. Meine Kollegin, Roswitha Früchtl, brachte es schließlich auf den Punkt, indem sie mir den Titel ihres nächsten Buches verriet: „Gefühle altern nicht!", sagte sie. Und wie recht sie hat! Mit 15 war ich davon überzeugt, dass man mit 30 (aus der Perspektive eines Teenagers ist das „alt") seine Emotionen gut im Griff hat oder überhaupt wenig emotional ist. Mit zunehmender Lebenserfahrung und einige Jahrzehnte später sehe ich das natürlich völlig anders.

Emotionen sind ein relevanter Teil aller Menschen, unabhängig vom Alter. Was sich allerdings ändert, ist der Umgang mit ihnen und auch, welchen Emotionen wir bewusst Raum geben (oder auch welchen Raum sie sich nehmen). Doch welchen Einfluss haben wir darauf? Wie schafft es das Pärchen aus der eben erzählten Geschichte, entgegen üblicher Konventionen, ihren starken und positiven Emotionen in dieser Form Raum zu geben? Werden wir mit zunehmendem Alter tendenziell zufriedener oder ist eher das Gegenteil zu erwarten? Bzw. was machen Menschen, deren Lebensfreude in der zweiten Lebenshälfte sprudelt, anders? Mit Fragen dieser Art beschäftigt sich die Positive Psychologie.

Positive Psychologie – Glücksforschung für den Alltag

Professor Martin Seligman, einer der bekanntesten Depressionsforscher weltweit, stellte vor rund zwei Jahrzehnten fest, dass sich die Psychologie überwiegend mit dem Leiden der Menschen beschäftigte, aber sehr wenig über glückliche Menschen wusste. Er rief daher dazu auf, positive Lebensläufe ebenfalls mit wissenschaftlicher Exaktheit zu erforschen, und nannte diesen Zugang „Positive Psychologie".

Sein Aufruf löste innerhalb der Psychologie eine starke Bewegung aus. Heute sind weltweit mehr als 1.000 Psychologinnen und Psychologen damit beschäftigt, Positives akribisch zu erforschen: Neben jenen Schülerinnen und Schülern, die Unterstützung benötigen, interessierte man sich nun beispielsweise auch für jene, die überdurchschnittlich gut waren. Nicht nur die Bedingungen, die zu Burn-out führen können, werden untersucht, sondern auch jene Menschen, die trotz sehr belastender Arbeitsbedingungen keine Krankheitssymptome aufweisen. In Unternehmen werden gezielt jene Abteilungen aufgesucht, in denen die Mitarbeiterinnen und Mitarbeiter besonders zufrieden und gesund sind. Und in der Beziehungsforschung werden Paare analysiert, die über viele Jahrzehnte besonders glücklich zusammenleben. Ziel bei allen diesen Untersuchungen in der Positiven Psychologie ist es, herauszufinden, was die „Zutaten" für dieses Gelingen sind. Und somit war es logisch, dass man auch der Frage nachging, was zum gelingenden Leben in fortgeschrittenem Alter beiträgt.

> **Sie können Ihr eigener positiver Psychologe sein!**
> Schauen Sie genau hin, wenn Ihnen etwas besonders gut gelingt oder besonders viel Freude macht, und analysieren Sie, welche „Zutaten" bei Ihnen zu positiven Emotionen führen.

Was lässt ein Leben gelingen?

Der Psychiater George Vaillant beobachtet in einer seit Jahrzehnten laufenden Studie das Leben von mehreren Hundert Menschen, die in den 1940er-Jahren geboren worden sind. Sein Ziel ist es, herauszufinden, was ein Leben gelingen lässt. Die Frage, was überhaupt ein gelingendes Leben ist, lässt sich gar nicht so leicht beantworten. So kann jemand eine erfüllte und glückliche Zeit haben und mit 50 sterben. Ein anderer wird über 90 und blickt auf ein überwiegend verbittertes oder als langweilig empfundenes Leben zurück. Das erreichte Lebensalter alleine ist daher kein Maßstab für ein gelingendes Leben. In der genannten Studie untersuchte man daher Menschen, die alt und gleichzeitig psychisch und körperlich weitgehend gesund und auch mit sich selbst zufrieden sind. Auch bei diesen Menschen fand man Schicksalsschläge wie Scheidungen oder Arbeitsplatzverluste. Den Unterschied zu jenen, die in ihren späten Lebensjahren weniger glücklich sind, fand man allerdings im Umgang mit diesen schweren Lebenssituationen – sogenannte Schutzmechanismen, mit denen Menschen teils unbewusst auf solche Lebensereignisse reagieren.

Bei Menschen, die im fortgeschrittenen Alter glücklicher waren, stellte man etwas Erstaunliches als Gemeinsamkeit fest: Sie hatten im Vergleich zu den anderen Untersuchungsteilnehmern eine signifikant selbstlosere, uneigennützigere und eine anderen gegenüber rücksichtsvollere Lebenseinstellung. Altruismus war also ein Hauptaspekt in ihrem Leben. Gerade jene, die im Alter von 40 oder 50 durch die Erziehung von Kindern oder der Pflege von Eltern viel Verantwortung zu tragen hatten, waren im Alter zufriedener. Den größten Einfluss darauf, ob ein Leben glücklich verläuft, haben also die grundsätzlichen Beziehungen zu anderen Menschen. Damit ist nicht nur der Lebenspartner, die Lebenspartnerin gemeint, sondern generell Menschen, die Teil des eigenen Lebens sind. Die Fähigkeit, empathisch zu sein und auch von Menschen umgeben zu sein, die ebenfalls einfühlsam sind, spielt dabei eine große Rolle.

Fragen Sie sich weniger oft, was andere Menschen für Sie tun und stattdessen mehr, wo Sie für andere Menschen etwas tun können. „Geben ist seliger denn Nehmen", ist nicht nur ein religiöser Leitspruch, sondern die Glücksforschung zeigt eindeutig, dass es glücklich macht, andere Menschen zu unterstützen. Gehen Sie aktiv auf andere Menschen zu, erweitern Sie Ihren Freundes- und Bekanntenkreis. Auch wenn Sie dazu vielleicht über Ihren eigenen Schatten springen müssen – es ist nie zu spät dafür!

Weiters zeigt die Forschung, dass es den zufriedenen älteren Menschen gelingt, unangenehme Emotionen – zum Beispiel durch Sport – so zu kanalisieren, dass diese innerlich keinen Schaden anrichten können. Die Wirkung dieser Strategie ist durch zahlreiche andere Studien gut belegt und wird als „UNDO-Effekt" bezeichnet. Amerikanische Forscher haben dazu herausgefunden, dass dieses Verhalten Menschen, die besonders widerstandsfähig sind und die mit belastenden Ereignissen besonders gut umgehen können, vereint. Direkt nach einem negativen Ereignis versuchen sie, nicht sofort darüber nachzudenken, wie eine Lösung aussehen könnte, sondern gönnen sich zuerst einmal eine positive Ablenkung, bevor Sie an die Lösung des Problems herangehen.

Ein Ergebnis der Studien von Vaillant ist besonders überraschend: Ob die Kindheit unglücklich oder äußerst positiv gewesen war, hat statistisch gesehen keinen Einfluss auf Zufriedenheit und Gesundheit im fortgeschrittenen Alter – auch nicht auf die Lebenslänge. Die gute Nachricht ist daher, dass unser eigener Einfluss auf unseren Lebensverlauf weitaus größer ist als die Prägung und die Erfahrungen in jungen Jahren.

Manche Menschen spielen ihr Leben lang das „Was-wäre-wenn"-Gedankenspiel: Wenn mich meine Eltern damals auf die Uni geschickt hätten, dann wäre mein Leben erfolgreich geworden; wenn ich reich geheiratet hätte, dann ... wenn ich jünger wäre, dann ... wenn ich mehr Freunde hätte, dann ...

Natürlich stimmt es, dass manche Menschen unter günstigeren Bedingungen leben als andere. Dennoch bringt es wenig, überwiegend die negativ erlebten Rahmenbedingungen des eigenen Lebens in den Fokus zu rücken. Die Gefahr dabei ist nämlich, sich in einer negativen Gedankenspirale zu verirren. Diese gibt einem mehr und mehr das Gefühl, ausschließlich in einer Opferrolle zu sein, ohne irgendeinen Einfluss auf sein Leben nehmen zu können.

Viktor Frankl, einer der bedeutendsten österreichischen Psychiater, überlebte insgesamt

Legen Sie eine Liste mit Dingen oder Handlungen an, die Ihnen Freude bereiten. Das sollten sowohl rasch umsetzbare sein, wie z. B. eine Tasse Tee trinken oder ein bestimmtes Musikstück hören, als auch länger dauernde, wie ein Wochenendausflug oder Thermenaufenthalt. Wenn Sie nach einem belastenden Ereignis eine positive Ablenkung suchen, haben Sie Ihre persönliche Ideenliste sofort parat!

Akzeptieren Sie den Rahmen – und malen Sie Ihr Bild.

vier Konzentrationslager. In seinem Buch „... trotzdem Ja zum Leben sagen" beschreibt er, dass es für ihn lebensrettend war, selbst in dieser Extremsituation auf jene Dinge zu achten, die er gestalten konnte. Und er betonte, dass Menschen in jeder Situation Handlungsmöglichkeiten haben, selbst wenn der Rahmen noch so eng gesteckt ist. „Die letzte der menschlichen Freiheiten besteht in der Wahl der Einstellung zu den Dingen", war eine der Lebenserfahrungen, die Frankl den Menschen mitgab.

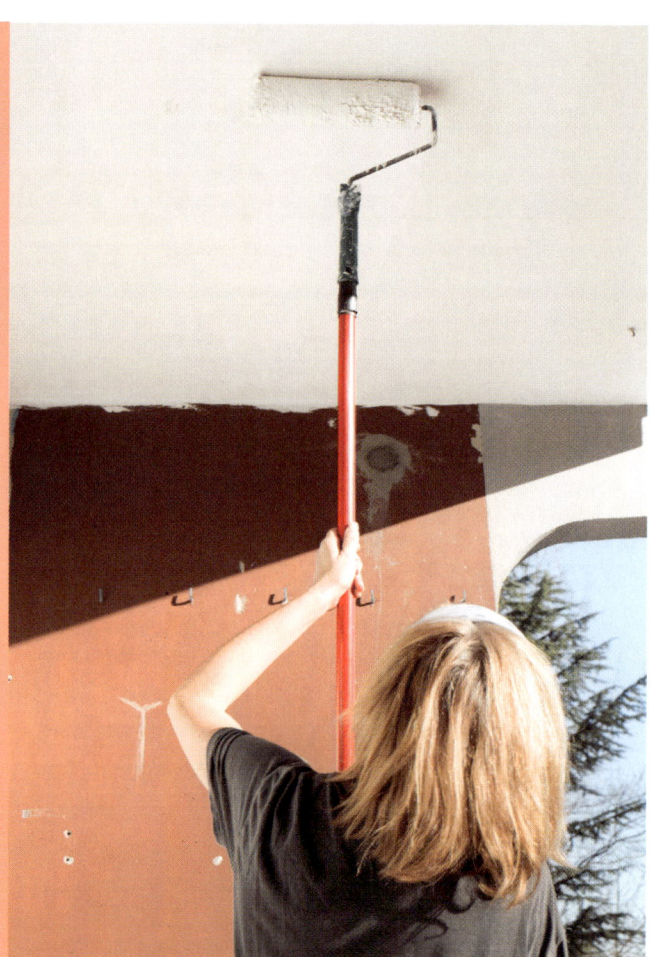

Geben Sie Lebensumständen, die Sie nicht verändern können, nicht mehr Gedankenzeit als unbedingt notwendig. **Widmen Sie sich stattdessen jenen Dingen, die Sie gestalten können.** Falls Ihre Gedanken sich dennoch immer wieder in den nicht veränderbaren Lebensrahmen verirren, möchte ich Ihnen den Leitspruch einer amerikanischen Psychologin mitgeben: „Sie müssen sich von sich selbst nicht alles gefallen lassen!"

4-Evening-Questions – vier Fragen, die Sie sich jeden Abend stellen sollten

Menschen, die mit ihrem Leben zufrieden sind, halten nicht nach dem großen Glück Ausschau, sondern nehmen die kleinen positiven Momente des Alltags bewusst wahr. Das ist oft gar nicht so einfach im Lärm des Lebens. Daher habe ich vor einigen Jahren eine einfache, aber sehr wirkungsvolle Technik entwickelt, um den Tag mit einer positiven Rückschau zu beenden. Die Technik heißt „4-**Evening**-**Questions**" und ihre positive Wirkung ist wissenschaftlich belegt. Sie funktioniert ganz einfach: Nehmen Sie sich 14 Tage lang jeden Abend rund zehn Minuten Zeit, suchen Sie sich einen gemütlichen Platz und schreiben Sie zu den folgenden vier Fragen alles auf, was Ihnen einfällt:

Was hat mir heute Freude bereitet?

Wo habe ich mich heute lebendig gefühlt?

Wofür und wem kann ich heute dankbar sein?

Welche Stärken konnte ich heute ausleben?

Wahrscheinlich werden Sie durch diese Übung bemerken, was Ihnen alles Freude bereitet, und Sie können dann gezielt mehr davon machen. Das bringt uns wieder zum eingangs erwähnten Liebespaar, die beiden bestätigen nämlich ein weiteres Forschungsergebnis der Positiven Psychologie. Nämlich jenes, dass viele Menschen zwischen dem 60. und 70. Lebensjahr einen Extraschub an Selbstbewusstsein bekommen. Und dabei ist es ziemlich hilfreich, mehr von sich selbst zu leben und sich weniger von den Erwartungen und Bewertungen anderer beeinflussen zu lassen!

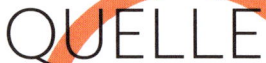

QUELLE

Seelenruhe IV
Spür,
wie die Stille
lebendig
in dir ruht.

Aus der inneren Quelle schöpfen

Die Götter hielten einst eine Konferenz. Sie hielten Rat, wo sie den größten Schatz des Menschen aufbewahren sollten, bis der Mensch reif sein wird, ihn zu entdecken und zu heben. Manche Götter meinten oben auf der Spitze der Berge. Andere warfen ein, dass die Menschen diese höchsten Gipfel mithilfe von Bahnen erreichen werden. Dann wohl in den Tiefen der Meere, aber auch da gab es den Einwand, dass der Mensch fähig sein wird, die tiefsten Tiefen zu erforschen. So kamen die Götter zu dem Schluss, den größten Schatz im Menschen selbst anzulegen, so schnell würde er ihn nicht entdecken. Das ist die gute Nachricht: Der Schatz, das Allerbeste von uns, ist bereits in uns. Unsere innere Quelle steht uns immer zur Verfügung.

Übung: Nehmen Sie sich etwas Zeit – im Sitzen oder Liegen – und richten Sie Ihre Aufmerksamkeit auf Ihren Atem. Sie atmen genussvoll in Ihren Bauchraum, in Ihre „Schatzhöhle". Dort können Sie sich im Zentrum beim Nabel einen goldenen Stern, einen strahlenden Diamanten oder ein Feuer vorstellen. Mit jedem Einatmen leuchtet der Stern heller, glänzt der Diamant stärker und strahlt das Feuer lebendiger. Mit jedem Einatmen geben Sie Ihrem Schatz, Ihrer goldenen Essenz, dem Allerbesten von Ihnen mehr Leuchtkraft und mehr Leben.

Diese Übung gibt Ihnen Selbstsicherheit und Vertrauen

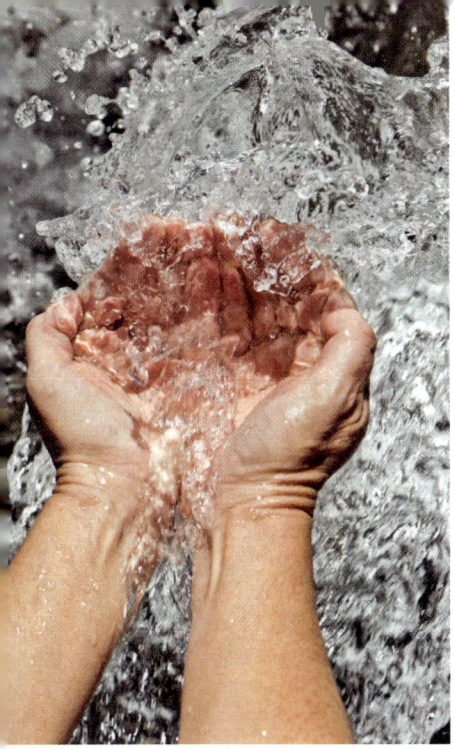

in Ihre innere Quelle, in Ihre Weisheit. Dieses Gold in Ihnen ist unantastbar und steht Ihnen jederzeit zur Verfügung. Wenn Sie diese Übung einige Male praktiziert haben, können Sie sie auch im Alltag, im Büro, in der U-Bahn einsetzen.

Ein paar bewusste Atemzüge in Ihre „Schatzhöhle", die Visualisierung von Gold und Licht in Ihrem Inneren und schon fühlen Sie sich wieder gut, in sich zu Hause, sicher! Viel Freude beim Aktivieren und Heben Ihres Schatzes der inneren Quelle!

Aus der äußeren Quelle trinken – mit Wasser in den Tag starten

Im Ayurveda wird empfohlen, am Morgen warmes Wasser zu trinken. Die Wärme regt das Verdauungsfeuer an. Die empfohlene Tagesmenge für einen erwachsenen Menschen liegt bei 30–40 ml pro kg Körpergewicht und sollte zu 60 Prozent bis zu Mittag aufgenommen werden.

Auch die japanische Wassertherapie empfiehlt, morgens sechs Gläser sehr warmes Wasser schluckweise zu trinken und erst danach die Zähne zu putzen. An diese große Wassermenge dürfen wir den Körper langsam gewöhnen. Fangen Sie mit ein bis zwei Gläsern an und steigern Sie die Menge laufend in den folgenden Tagen. Während der Mahlzeiten sollte nicht oder nur wenig getrunken werden, um die Verdauungssäfte nicht zu verdünnen.

Es zahlt sich aus, den Morgen Wasser trinkend zu beginnen, Sie werden mit mehr Energie, besserer Verdauung, ausgeglichenem Blutdruck belohnt – bis hin zur Genesung von Krankheiten. Probieren Sie es aus! Was ist einfacher, als Wasser trinken?!

Damit WASSER mehr Präsenz in Ihrem Leben erhält, laden wir Sie zu folgender **Achtsamkeitsübung** ein:

Öffnen Sie mit dieser Übung Ihre Aufmerksamkeit für Wasser in all seinen Erscheinungsformen – innerhalb und außerhalb Ihres Körpers.

Vier Tipps, um ausreichend Wasser zu trinken:

- 2 Gläser Wasser nach dem Aufwachen – hilft die inneren Organe zu aktivieren.
- 1 Glas Wasser 30 Minuten vor einer Mahlzeit – hilft der Verdauung.
- 1 Glas Wasser vor dem Baden – senkt den Blutdruck.
- 1 Glas Wasser vor dem Zubettgehen – kann Schlaganfall oder Herzinfarkt verhindern und Beinkrämpfe in der Nacht vermeiden.

Widmen Sie dem Thema WASSER einen ganzen Tag. Zur Erinnerung können Sie sich auf Ihrem Handydisplay oder Ihrem Computer das Bild eines Springbrunnens, Wasserfalls oder eines Flusses installieren. Vielleicht haben Sie ein schönes Bild vom letzten Urlaub am Meer oder ein Erinnerungsfoto von einem erfrischenden Sprung in einen Bergsee.

Machen Sie sich bewusst, dass Wasser überall ist – in uns, unter uns in der Kanalisation, in Wasserleitungen, WC-Spülungen, über uns in den Wolken, in Wasserlachen nach einem Regen, gefroren als Schnee im Winter, als Eiswürfel in einem Gin Tonic, als Basis einer guten Suppe oder einer Tasse Tee oder Kaffee.

Wir leben in einem Land, in dem Wasser ungefiltert aus der Leitung getrunken werden kann und ausreichend zur Verfügung steht, um ein duftendes Vollbad zu nehmen oder eine erfrischende Dusche. Wir können damit unsere Blumen gießen und unsere Hände waschen. Kinder können mit Wasserfarben malen und Erwachsene Kalligrafie lernen.

Wasser hat auch ungeheure Macht – Überschwemmungen können ganze Städte vernichten, ein Boots- oder Schiffsunglück vielen Menschen das Leben nehmen.

Notieren Sie alles, was Ihnen darüber hinaus noch rund um Wasser einfällt.

Auch für unseren Geist ist Wasser ein wichtiger Lehrmeister. Er kann fließend sein wie Wasser, sich wandeln und sich, ohne in Widerstand zu gehen, leicht und beweglich neuen Situationen anpassen.

Gleichzeitig können wir den Übergang von Wasser in andere Aggregatzustände – fest, flüssig, gasförmig – als

Bild für unsere eigene Vergänglichkeit sehen. Unser unruhiger, sprunghafter Geist ist vergleichbar mit einem Wasserglas voll Schlamm oder Sand. Erst wenn er ruhig wird, kann sich der Sand am Boden setzen und wir sehen wieder klar.

DER SINN VON MEDITATION

Zu einem Mönch kamen eines Tages einige Europäer, die ihn fragten: „Welchen Sinn siehst du in der Stille und in der Meditation?"

Der Mönch war gerade mit dem Schöpfen von Wasser aus einer tiefen Zisterne beschäftigt. Lächelnd lud er seine Besucher ein: „Schaut in die Zisterne! Was seht ihr?"

Die Besucher blickten in die tiefe Zisterne. „Wir sehen nichts."

Nach einer kurzen Weile forderte der Mönch sie wieder auf: „Schaut in die Zisterne! Was seht ihr?"

Die Leute blickten erneut hinein: „Ja, jetzt sehen wir uns selber!"

Der Mönch sprach: „Schaut, als ich vorher Wasser schöpfte, war das Wasser unruhig. Jetzt ist das Wasser ruhig. Das ist die Erfahrung der Stille. Man sieht sich selber! Und nun wartet noch eine Weile."

Nach einiger Zeit sagte der Mönch: „Schaut jetzt in den Brunnen. Was seht ihr?"

Die Menschen schauten hinunter: „Nun sehen wir die Steine auf dem Grund des Brunnens."

Da erklärte der Mönch: „Das ist die Erfahrung der Stille und der Meditation. Wenn man lange genug wartet, sieht man den Grund aller Dinge."

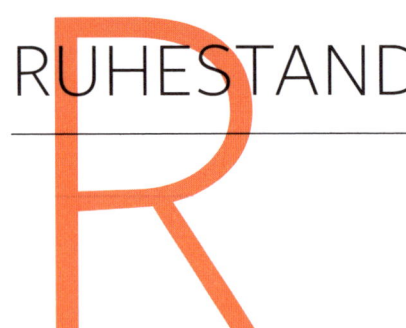

RUHESTAND

Gedankenspiel I
Gib deinen Gedanken einen Körper.
Wohin bewegen sie sich?
Gib deinen Gedanken eine Seele.
Wohin bewegen sie dich?

Wer hat noch nicht – zumindest aus Erzählungen – von der *dunklen* und *bedrohlichen* Seite des Ruhestands gehört, davon, dass Menschen den Übergang in diesen neuen Lebensabschnitt nicht meistern konnten. Warum ist das so? Was ist die Herausforderung, woran kann man scheitern?

Im Kapitel „XY/XX – Gendermedizin" weist Alexandra Kautzky-Willer darauf hin, dass gerade bei Männern das Risiko eines Pensionsschocks und daraus folgend einer Altersdepression groß ist. Grund genug, sich *zeitgerecht* mit diesem Thema zu befassen.

Pension, Rente, Ruhestand – welche Gefühle lösen diese Begriffe, diese Perspektiven bei Ihnen aus? Ein befreites „Ich kann es kaum erwarten!", „Endlich Zeit für mich und alles, was mir Freude macht!" oder doch eher Beklemmung, Verlust, Unsicherheit, vielleicht sogar Angst in Verbindung mit Gedanken wie „Jetzt braucht mich niemand mehr", „Was bleibt mir noch, wenn meine (Lebens-)Aufgabe wegfällt?"

Für diesen Übergang nehmen wir uns ein Konzept aus der Gestalttherapie zu Hilfe. Dort spricht man von der Notwendigkeit, „offene Gestalten" zu schließen. Alles, was wir nicht richtig zu Ende bringen, ist eine „offene Gestalt". Etwas Neues beginnen fällt um vieles leichter, wenn zuvor etwas richtig abgeschlossen wurde. Nicht Abgeschlossenes bindet unsere Energie und Aufmerksamkeit. Immer wieder wandern wir in Gedanken oder mit unseren Gefühlen zurück und leben mit einer inneren Unruhe.

Schließen Sie die Lebensphase des Erwerbslebens bewusst ab, nehmen Sie sich Zeit für den Abschied. Achten Sie darauf, was noch gesagt, getan und übergeben werden muss, um sich dann dem neuen Lebensabschnitt, einer „neuen Gestalt" zu öffnen.

Stimmen Sie sich auf den Ruhestand ein, indem Sie gut ein Jahr VOR dem Ruhestand eine Pause einlegen, innehalten, zurückzublicken auf das, was Sie alles geleistet haben. Klopfen Sie sich selbst auf die Schulter für das Gemeistert-Haben aller Höhen und Tiefen im Job, das tut gut und ist wichtig.

Und dann gilt es vorwärts zu schauen und sich zu fragen:
- Was ist für mich ein erfülltes Leben?
- Was macht mich neugierig?
- Wo spüre ich Lebensfreude/Lebenslust?
- Was möchte ich noch in die Welt bringen?
- Was möchte ich noch erleben?

Hilfreich kann es sein, mit sich allein in die Stille zu gehen, vielleicht in einem Kloster oder auf einem Meditationsretreat, um herauszufinden, was auftaucht, wenn alles andere wegfällt, die Stimmen im Kopf mal eine Pause einlegen (dürfen).

Jetzt gilt es völlig ehrlich zu sich selbst zu sein! Einmal wild drauflos zu träumen, ohne den Stimmen im Kopf, die bei jedem Gedanken nach Freiheit, nach Neuem dazwischenrufen: „Dafür bist du zu alt", „das schaffst du nie", „da stimmt deine Frau nie zu", „da macht dein Mann niemals mit", „was werden die Nachbarn, die Kolleginnen sagen?!"

Vielleicht tut Ihnen auch gut, sich mit anderen auszutauschen, die diesen Weg schon gegangen sind und die gerne ihre Erfahrungen mit Ihnen teilen. Hören Sie aufmerksam hin – auch zwischen den Zeilen – und seien Sie offen für neue Wege.

Es gibt nicht DAS EINE RICHTIGE Lebenskonzept. Es gibt so viele verschiedene, wie es Menschen gibt. Ausschlaggebend ist nur, ob SIE glücklich sind! Aus allen Untersuchungen, die sich mit der Frage befassen, was Menschen am meisten am Ende ihres Lebens bereuen, geht hervor, es sind nicht die Dinge, die sie „falsch" gemacht haben, sondern diejenigen, die sie nie probiert haben! Und keine Angst, Sie wären für irgendetwas „zu alt"! Laut einer holländischen Studie bauen 25 Prozent der über 75-Jährigen ihre Persönlichkeit noch einmal um!

Allen Studien rund ums Älterwerden ist zu entnehmen, dass es das Wichtigste ist, einen (Lebens-)Sinn zu haben und gebraucht zu werden – und das ist weit mehr als nur ein „Hobby"!

Dafür bringen wir die besten Voraussetzungen mit. Gemeinsam gehören wir nämlich der Generation der „Free Ager" an, wie sie das Zukunftsinstitut rund um den Trendforscher Matthias Horx nennt (klar, dass es ein so cooler Name ist, Horx gehört ja mit aktuell 64 Jahren selbst dazu).

Galt die Gruppe der Rentnerinnen und Rentner vor 20 Jahren noch als „alte Schachteln" und „silberne Tsunamis", die viel Zeit in den Wartezimmern von Ärzten verbracht hat, sieht das gesellschaftliche Bild heute gravierend anders aus. Der Gesundheitszustand eines heute 65-Jährigen entspricht dem eines 55-Jährigen vor 20 Jahren und bei den heute 90-Jährigen ist die geistige Leistungsfähigkeit höher als bei 90-Jährigen vor 20 Jahren. Die Hälfte der heute 60-Jährigen wird mindestens 90 Jahre alt werden und die heute 20-Jährigen haben mittlerweile eine 50-prozentige Chance, 100 Jahre alt zu werden, wie Lynda Gratton und Andrew Scott, gestützt auf Studien von Jim Oeppen und James W. Vaupel, in ihrem Buch „The 100-Year Life" prophezeien. Was also tun mit so viel übriger Lebenszeit bei gleichzeitiger Gesundheit und Zufriedenheit?

Vielleicht gewinnen **ehrenamtliche Tätigkeiten** für Sie an Attraktivität? Es ist egal, ob es um Lernhilfe für Schulabbrecher, Flüchtlinge oder Volksschüler geht, die Tätigkeit in einem Tierschutzverein, Hospizbegleitung oder Engagement im Gesundheitswesen. Langzeitstudien zeigen, dass freiwillige Helferinnen und Helfer ein höheres Maß an Lebenszufriedenheit aufweisen und geistig und körperlich fitter sind.

Wichtig dabei ist jedoch, dass bei den ehrenamtlichen Aufgaben die Freude an der Tätigkeit im Vordergrund steht und nicht der Selbstzweck, Ansprache oder Gesellschaft zu haben. Altruismus ist die richtige Motivation, also der Wunsch, andere unterstützen zu wollen.

Fort- und Weiterbildungen sind eine Möglichkeit, komplett neue Themenfelder kennenzulernen. Angebote gibt es zahllose, altersunabhängige und solche, wie jene der Goethe-Universität in Frankfurt: Im Rahmen ihrer sogenannten „Universität des 3. Lebensalters" werden in jedem Semester über 120 Vorlesungen, Seminare und Vortragsreihen aus allen Fachgebieten speziell für ältere Teilnehmerinnen und Teilnehmer angeboten (durchschnittliches Einstiegsalter 65+, die Altersspanne reicht bis über 90 Jahre). Etwa 3.600 Studierende schreiben sich pro Semester ein!

Lassen Sie sich nun zu einer kleinen gedanklichen Reise in die Zukunft einladen:

- Setzen Sie sich entspannt hin.
- Schließen Sie Ihre Augen.
- Atmen Sie ruhig, gleichmäßig und entspannt.
- Stellen Sie sich jetzt vor, Sie sind schon seit fünf Jahren im Ruhestand.
- Sie fühlen sich wohl, glücklich und zufrieden.
- Spüren Sie nach, wie sich Ihr Körper anfühlt.
- Sie fühlen sich wohl und sind glücklich.
- Aus diesem Gefühl heraus wenden Sie sich nun liebevoll an Ihr heutiges Selbst.
- Beschreiben Sie ihm, was Sie in diesen fünf Jahren gemacht haben, dass Sie so ein erfülltes Leben haben.
- Lassen Sie sich Zeit und alle Gedanken zu, die aus Ihrem Unterbewussten aufsteigen.
- Lassen Sie Ihrer Intuition freien Lauf. Analysieren Sie nicht.
- Lösen Sie sich jetzt langsam von Ihrem zukünftigen Selbst und kommen Sie zurück in die Gegenwart.
- Seien Sie dankbar für alles, was aufgetaucht ist, und lassen Sie sich davon inspirieren.

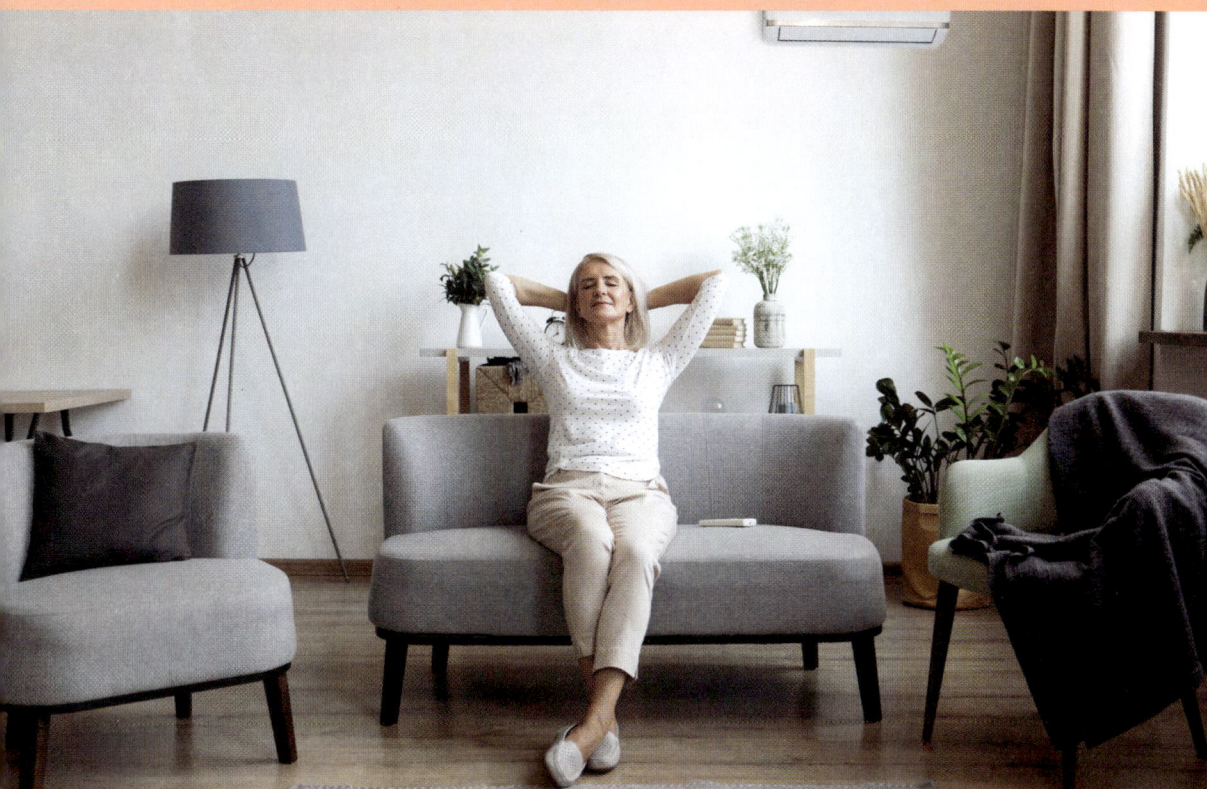

SINN

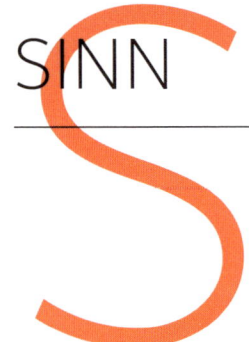

Wunschzettel I
Nicht alle Wünsche
sind deine.
Prüfe sie,
bevor du sie ausschickst.

W ie Sie in den vorhergegangenen Kapiteln schon mehrfach gelesen haben, ist die Sinnfrage eine ganz entscheidende für ein glückliches, zufriedenes Leben. Und doch gibt es immer wieder Phasen in unserem Leben, in denen wir in eine Sinnkrise geraten. Sie erinnern sich, z. B. wenn die Kinder aus dem Elternhaus ausziehen oder die hauptberufliche Tätigkeit zu Ende geht, aber auch wenn Menschen aus unserem Leben scheiden oder wir mit unheilbaren Krankheiten – bei uns selbst oder anderen – konfrontiert werden.

Wir sind auf verschiedenen Ebenen immer mit dem Schaffen von Sinn beschäftigt. Das beginnt auf der Ebene der **Wahrnehmung**. Bereits in jungen Jahren lernen wir, dass die Dinge rund um uns Sinn machen, zusammenhängen, wir beginnen unsere Umgebung als sinnvoll zu interpretieren, sie zu verstehen und entsprechende Handlungen zu setzen. Geht dieser Sinnzusammenhang im Alter verloren, verstehen wir die Welt nicht mehr, Veränderungen machen keinen Sinn mehr. Alte Menschen kapseln sich dann ab. Es ist enorm wichtig, neugierig zu bleiben und sich mutig neuen Entwicklungen zu stellen, der Sinnzusammenhang dabei ist immer im Vordergrund. Wenn wir die Welt nicht mehr verstehen, stürzt uns das in eine existenzielle Krise.

Wenn wir die Welt verstehen, können wir handeln. Eine Handlung wiederum ist mit Zielen verbunden. **Ziele** und zielorientiertes Handeln werden oft als zentraler Aspekt des Lebenssinns angesehen. Essenziell dabei ist, dass der Mensch seine Ziele selbst wählen kann, dass sie mit seinen grundlegenden Bedürfnissen übereinstimmen. Jemand, der keine Ziele mehr hat, fällt wahrscheinlich in eine Sinnkrise.

Aber auch Ziele allein sind oft nicht genug. Ziele müssen zu **Lebensbedeutungen** beitragen, diesen dienen, sonst wird unser Leben zu einem Absolvieren von To-do-Listen. Lebensbedeutungen verleihen den Zielen eine bestimmte Richtung und ermöglichen eine sinnvolle Strukturierung des Lebens. Für manche Menschen mag es bedeutsam sein, anderen zu helfen, für andere, sich für die Umwelt zu engagieren, eigene Lebenserfahrung weiterzugeben oder die Kinder zu unterstützen.

Der **Lebenssinn** ist die abstrakteste und komplexeste Ebene und wird mit zunehmendem Alter immer wichtiger. Sinnerfülltes Leben entsteht dann, wenn mein Handeln von Bedeutung ist, ich das machen kann, was mir wichtig ist, wenn ich mich als Teil eines großen Ganzen erlebe und Wahrnehmung, Ziele und Lebensbedeutungen harmonisch zusammenspielen.

Schell & Becker haben 2007 in einer Studie mit über 600 Befragten neun Faktoren bestimmt, die zu Sinnerfüllung führen (gereiht nach Wichtigkeit):

1. Generativität (das Tun und Schaffen von Dingen mit bleibendem Wert, die das Selbst überdauern)
2. Harmonie
3. Religiosität
4. Tradition
5. Macht
6. Bodenständigkeit
7. Spiritualität
8. Kreativität
9. Entwicklung

Wir können sehen, dass es ganz unterschiedliche Faktoren sind, die sinnerfülltes Leben ausmachen. Manche sind instabiler, weil von äußeren Faktoren abhängig: Harmonie, Tradition, Macht. Andere wiederum erweitern die Grenzen des eigenen Selbst, wie Generativität. Es ist also ein Überschreiten des eigenen Selbst, eine Selbsttranszendenz, die den Blick öffnet für größere Zusammenhänge. Kreativität und Entwicklung erweitern unser Selbst, bereichern es und schaffen etwas, das vielleicht auch unserer Umgebung zugutekommt. Religiosität und Spiritualität transzendieren das Selbst in anderer Weise, betten es in andere Zusammenhänge ein, die das materielle Dasein überschreiten.

Irvin D. Yalom, der Begründer der existenziellen Psychotherapie, beschrieb in seinem Meisterwerk „In die Sonne schauen – Wie man die Angst vor dem Tod überwindet" die Erfahrung des „Erwachens" von unterschiedlichen Menschen verschiedenen Alters. Also jenen bestimmten Moment, in dem ihnen die eigene Vergänglichkeit radikal bewusst wurde. „Es ist nicht leicht, jeden Augenblick in vollem Bewusstsein des Todes zu leben. Das ist, als versuche man, der Sonne ins Gesicht zu schauen."

Dieser Weckruf kann zu einer massiven Sinnkrise führen, weil uns das Wissen um die Vergänglichkeit mit Entsetzen und Angst erfüllt. Es kann aber auch zu einer tief greifenden Veränderung in unserem Leben führen. Die Stoiker meinten, dass das Leben dazu diene, sterben zu lernen. Yalom sieht es umgekehrt: **Der Sterblichkeit ins Auge zu sehen, kann heißen, intensiv leben zu lernen.**

Wie finden wir nun einen – vielleicht – neuen Sinn im Leben? In der ersten Lebenshälfte haben wir oft einen Beruf, der unseren Lebensunterhalt sichert und den unserer Familie. In der zweiten Lebenshälfte – finanziell etwas abgesichert durch eine monatliche Rente – haben wir die Möglichkeit, unsere Träume zu realisieren. Was für eine Chance und Gelegenheit! Wir haben in Gesprächen unzählige spannende Beispiele gehört und Menschen kennengelernt, die bereits parallel zu ihrer Berufstätigkeit etwas „ganz anderes" machen: einen Manager, der in seiner Freizeit Lamas züchtet, einen Techniker, der Schafe züchtet, einen Marketingexperten, der einen Feinkostladen mit Spezialitäten aus einem anderen Land eröffnet hat, einen Verpackungsunternehmer, der Rosenöl produziert ... Sie alle wollen sich dann in ihrem „Ruhe"stand ganz ihrem Herzensthema widmen.

Wie steht es nun um IHR Herzensthema, was möchten Sie in diese Welt bringen, wobei lacht Ihr Herz? Um das herauszufinden, gilt es zunächst einmal die eigene Komfortzone zu verlassen, zumindest gedanklich (einengende) Grenzen zu überschreiten. Visualisieren ist eine unserer stärksten Kräfte, denn unsere inneren Bilder wirken bewusst und unbewusst!

Um in die Tiefen unseres Geistes einzutauchen, bedarf es der Momente des Innehaltens, der Stille, des Sich-nach-innen-Zurückziehens. Als Gegenpol zur lauten Welt im Außen bewusst Stille praktizieren, sich eine Auszeit gönnen und abschalten. Verbringen Sie zwei Wochen jeden Tag mindestens 15 Minuten in Meditation und warten Sie, was auftaucht, welche Gedanken kommen und welche Botschaften Sie von Ihrer Seele bekommen. Geben Sie der Träumerin, dem Erfinder, der Kreativität und der Visionärin in sich Raum, einfach durch Nichtstun und Stille. Anfangs werden vielleicht viele Gedanken auftauchen, die sich um Alltägliches drehen, um Dinge, die Sie nerven, die noch zu erledigen sind. Erst wenn diese vorbeigezogen sind, ist der Weg frei für die Diamanten und Perlen in Ihrem Kopf.

Wenn ein Traum Gestalt annimmt, werden zuerst die kritischen inneren Stimmen auftauchen: Das schaffst du nie, das ist doch wohl eine Nummer zu groß für dich, dafür bist du zu alt, warum willst du dir das antun? Unser Gehirn liebt die Komfortzone, das Vertraute, das immer Gleiche, weil es dabei die wenigste Energie verbraucht (20 Prozent im

Ein Schüler fragte seinen Meister, wie er meditieren solle. Der Meister fragte: „Wenn ein vergangener Gedanke aufgehört hat und ein zukünftiger Gedanke noch nicht entstanden ist, gibt es da eine Lücke?" „Ja", sagte der Schüler. „Nun, verlängere sie, das ist Meditation."

Autopiloten, bis zu 70 Prozent, wenn es über neue Lösungen nachdenken muss!), das ist okay, deshalb benötigen wir zu Beginn ein bisschen mehr Kraft, um „in die Gänge" zu kommen. Sie werden aber sehen, dass sich ab dem Augenblick, wo Sie eine Vision haben, wo Ihr Herz lacht, Türen öffnen und Dinge passieren, mit denen Sie nie gerechnet hätten. Wie schreibt schon Paulo Coelho im „Alchimisten": „Niemand kann vor der Stimme seines Herzens fliehen."

Wenn Sie dann anderen Menschen von Ihrem Traum erzählen, stoßen Sie vielleicht zunächst auf ähnliche zweifelnde Stimmen – auch diese dürfen sein! Es sind oft innere Selbstzweifel, die andere Menschen uns spiegeln, wir spüren so den Abstand zwischen unserem Selbstbild und unserer Vision. Indem wir die Vision nähren, mit guten Gedanken, Informationen, einem schrittweisen Plan, wachsen wir in unseren Traum hinein.

Vielleicht müssen Sie auch lernen umzudenken: Es geht nicht um eine zusätzliche Erwerbstätigkeit oder primär um die Erreichung eines neuen Zieles. Es geht um das Leben einer Vision, um das Manifestieren eines Traums, um ein Herzensprojekt ... der Weg ist das Ziel ... Schritt für Schritt ... zu Ihrem Wohle und zum Wohle aller.

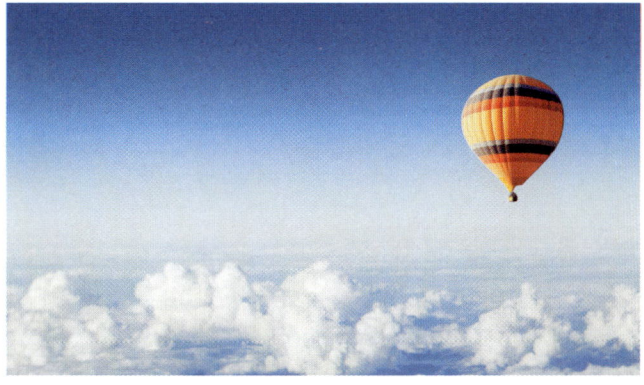

TANZEN

Tanzrunde I
Tanze zu den Liedern,
die deine Seele streicheln.
Sie singen dich
in die Lebendigkeit.

Tanzen kann vieles sein – gesellschaftliches Vergnügen, sportliche Aktivität, Zeitvertreib, Therapie oder Ausdruck purer Freude. Egal, aus welchen Gründen man tanzt, die rhythmischen Bewegungen sind in jedem Fall eines: Balsam für Körper, Geist und Seele.

Bewegung ist das A und O, um langsamer zu altern. Tanzen fördert den Muskelaufbau und die Motorik und wirkt sich nachweislich positiv auf die Herz-Kreislauf-Gesundheit aus. Die Koordination wird verbessert und durch das Erlernen neuer Schrittfolgen wird die neuronale Plastizität angeregt – also die Fähigkeit des Gehirns, sich selbst zu regenerieren und erneut zu strukturieren. Tanzen wirkt sich positiv auf den Hippocampus aus, jener Gehirnregion, die eine Schlüsselrolle für das Gedächtnis, das Lernen und die Balance spielt, und die im Alter abnimmt. Ob Gruppen-, Paar-, Kreistänze oder freies, intuitives Tanzen – regelmäßiges Tanzen stärkt unser Selbstbild, Selbstwertgefühl und Selbstvertrauen.

In einer Studie des Albert Einstein College of Medicine in New York wurde über einen Zeitraum von fünf Jahren das Demenzrisiko von 469 Frauen und Männern untersucht. Das erstaunliche Ergebnis: Lesen reduziert die Wahrscheinlichkeit, an Demenz zu erkranken, um 35 Prozent, Kreuzworträtsel lösen um 50 Prozent, Tanzen – regelmäßig praktiziert – senkt das Demenzrisiko um 76 Prozent! Regelmäßiges Tanzen ist deshalb ein ideales Ganzkörpertraining und fördert darüber hinaus die Lebensfreude! Menschen, die tanzen, sind auch mit ihrem Körper tiefer vertraut.

A B C D E F G H I J K L M N O P Q R S **T** U V W X Y Z

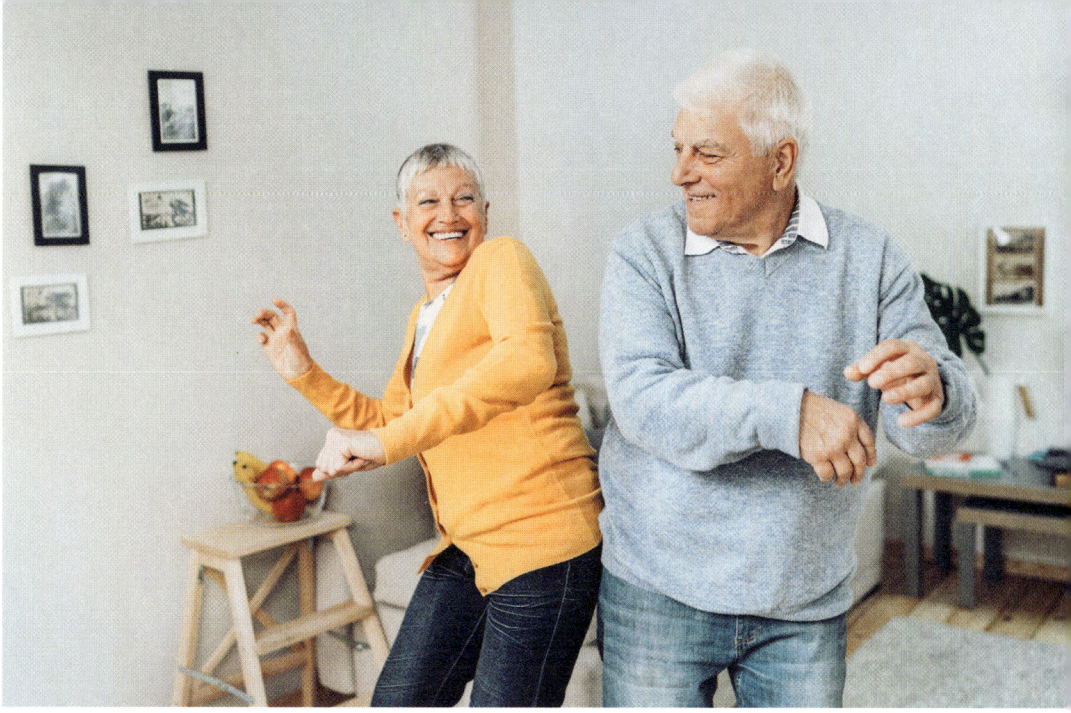

Probieren Sie es selbst aus, drehen Sie Ihre Lieblingsmusik auf und tanzen Sie, lassen Sie sich auf die Musik
ein und Ihren Körper die Richtung und die Bewegung
bestimmen.

Als Motto für diese Übung sei an dieser Stelle Mark
Twain zitiert, der lebensfroh meinte: „Tanze, als würde
niemand zusehen. Liebe, als wurdest du nie verletzt.
Singe, als würde niemand zuhören, und lebe, als wäre es
der Himmel auf Erden!"

Tanzen ist aber nicht nur Bewegung für sich selbst, oft
ist es auch Interaktion, eine Begegnung zwischen Menschen. Wenn Sie mit jemandem tanzen, kommunizieren
Sie, reagieren auf den oder die andere. Sie führen, werden geführt, begegnen einander ohne Worte auf einer
sehr tiefen Ebene. Oder Sie tanzen für sich und sind
doch Teil eines großen Ganzen – bewegen sich inmitten
von Menschen zur selben Musik, zum selben Rhythmus,
Sie spüren die Verbindung, die Sie mit den anderen in
diesem Moment haben. Eine tiefe archaische Verbindung
entsteht, jenseits von Worten, nur durch Bewegung,
Rhythmus und Musik. Tanzen drückt Zusammengehörig-
keit und Gemeinschaft aus und dieser soziale Aspekt ist
mit Sicherheit ein gutes Antidepressivum.

Volkstänze kommen praktisch in allen Kulturen vor – vom alpenländischen Schuhplattler bis zum Hula-Tanz auf Hawaii, folkloristische Tänze verbinden die Menschen, stiften Identität.

Dass Tanzen weit über den klassischen Tanzschulunterricht hinausgehen kann, beweist „**Lillis Ballroom**", das erste barrierefreie Tanzstudio für sehende, blinde und sehbeeinträchtigte Menschen in Österreich. In diesem Latin-Tanzstudio wird Hören und Fühlen in den Vordergrund gestellt. Tanzen mit verbundenen Augen oder einer Tanzbrille führt zu neuen Tanzerlebnissen und schnellerem Erlernen von Tango Argentino, Salsa, Bachata, Merengue und vielen anderen lateinamerikanischen Tänzen (www.lillisballroom.at).

Sollten Sie jetzt vermehrt Lust aufs Tanzen bekommen haben, schauen Sie doch einfach einmal, welche Angebote es in Ihrer Umgebung gibt. Oder Sie ergreifen in Ihrem Freundes- und Bekanntenkreis selbst die Initiative und organisieren einen privaten Tanzkreis. Freies Tanzen, meist barfuß praktiziert, erhöht übrigens auch

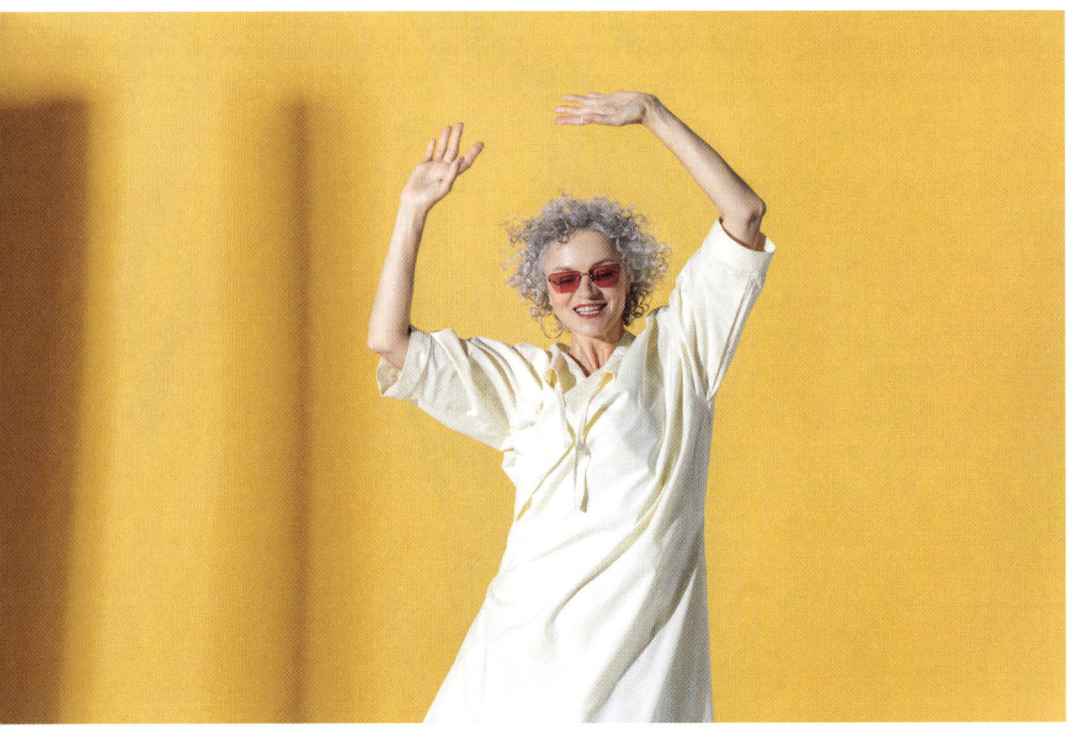

den authentischen Selbstausdruck und lässt Sie vielleicht neue, kreative Seiten an sich entdecken. So können sich auch alte Bewegungsmuster oder Emotionen lustvoll lösen.

Im Alltag lässt sich tänzerische Bewegung ebenfalls wunderbar einbauen. Schalten Sie zum Beispiel bei der Hausarbeit Ihre Lieblingsmusik ein, und spüren Sie, wie der Körper sich bewegen will. Die Arbeit macht auf jeden Fall mehr Spaß. Jeder Mensch hat Rhythmus im Blut. Tanzen kann helfen, den inneren Rhythmus und somit sein inneres Gleichgewicht wiederzufinden bzw. zu bewahren. Sogar beim Autofahren können Sie zum Rhythmus der Musik Ihre Pobacken anspannen, dies ist auch möglich, während Sie auf den Bus oder die U-Bahn warten, niemand sieht es und die Zeit ist gut genützt. Olé!

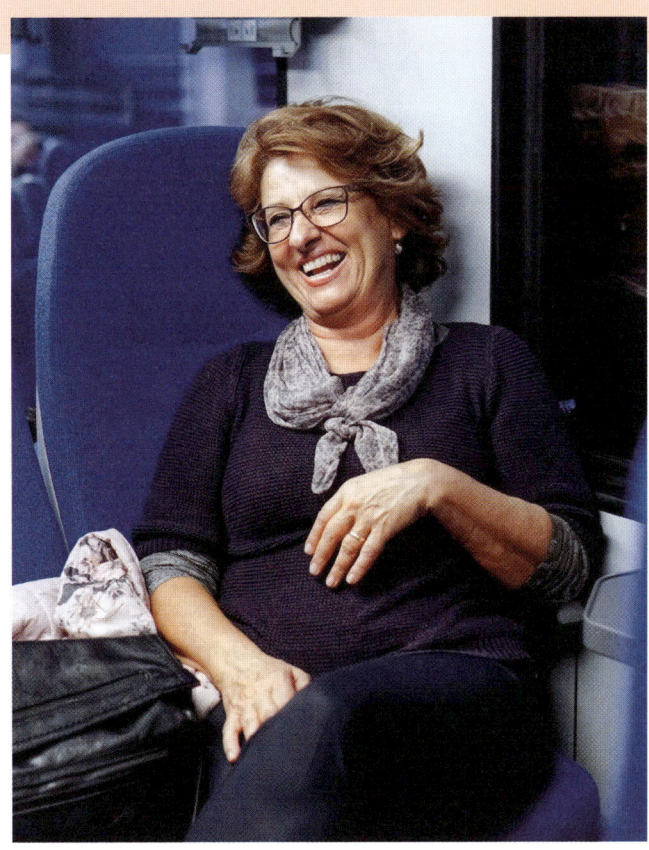

UMORIENTIERUNG

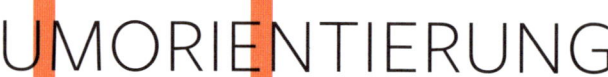

Lebensspiel III
Lege deine Träume in die Hängematte.
Schaukle sie in dein Leben.
Kuschle dich dazu.

Im Kapitel „Ruhestand" haben wir Sie dazu eingeladen, sich schon weit vor dem Rentenalter Gedanken zu machen, was danach kommen soll, welche Träume verwirklicht, welche Erfahrungen noch gemacht werden wollen.

Sollten Sie Ihre wertvollen beruflichen Erfahrungen auch weiterhin einbringen wollen – schließlich schöpfen Sie da ja aus dem Vollen –, gibt es hierfür mittlerweile unterschiedliche Möglichkeiten. Unternehmen erkennen immer mehr, dass mit dem Ausscheiden von Mitarbeiterinnen und Mitarbeitern auch deren Know-how wegfällt und damit einhergehend auch viel „informelles" Wissen: Wie „tickt" dieser spezielle Kunde, wo bekommen wir noch Ersatzteile für diese alte Maschine, wann ist der beste Zeitpunkt, diesen Kunden anzurufen ...?

Aufgrund dieser Erkenntnisse sind immer mehr Arbeitgeber bereit, neue Modelle einzuführen, z. B. **Jobsharing** zwischen älteren Angestellten im Pensionsalter und jungen in Elternkarenz. Davon profitieren alle Seiten, die jüngeren haben familienfreundlichere Arbeitszeiten, die älteren mehr Freizeit.

Beliebt sind auch **Mentoring-Modelle**, im Rahmen derer ältere Arbeitnehmerinnen und Arbeitnehmer ihr Wissen und ihre Erfahrung an jüngere weitergeben.

Eine Weiterarbeit auf **Honorarbasis** ermöglicht gerade Menschen mit hoher fachlicher Qualifikation, den ehemaligen Betrieb weiter zu unterstützen und gleichzeitig selbst davon zu profitieren.

Ein ganz besonderes Beispiel, wie aus Ruhestand eine Umorientierung wird, wenn man sich zeitgerecht mit dem Thema auseinandersetzt, möchten wir mit diesem inspirierenden **Interview mit Erwin Krall** mit Ihnen teilen. Viel Genuss beim Lesen – Sie werden den Lavendel riechen können!

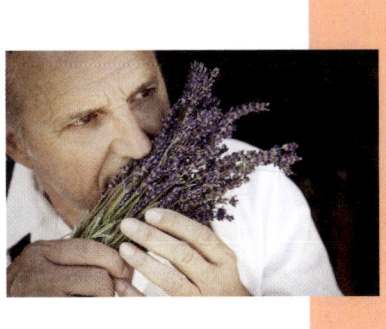

Glück ist kein Zufall, sondern das Ergebnis eines glücksorientierten Handelns

Herr Krall, Sie waren bis vor Kurzem Bundesheeroffizier und produzieren jetzt, in Ihrer Rente, Premium-Natur-kosmetik aus Österreich unter dem Namen „SOAVO – Skincare" und sind Gründer und Geschäftsführer der Firma LEO – Lavender Essential Oils, Mürzsteg. Das ist ja doch ein ganz anderes Feld, sogar im wahrsten Sinn des Wortes. Wie kam es dazu?

Ich habe vor sieben Jahren begonnen, mir zu überlegen, was ich mache, wenn die Pension schneller vor der Tür steht, als mir lieb ist. Nachdem ich stets ein sehr agiler und umtriebiger Mensch war, habe ich mich entschlos-sen, ein eigenständiges Projekt zu beginnen. Ein paar Mal drüber schlafen – und dann zeigte sich der Berglavendel als Idee. Ich habe mich schon immer gerne mit Pflanzen beschäftigt. Wir haben im Naturpark Mürzer Oberland schönste Umgebung, sauberste Luft und reinstes Wasser, da wäre vieles möglich gewesen, aber ich habe mich auf den Berglavendel spezialisiert. Dann hat alles seinen Lauf genommen. Wir haben im Juli 2012 mit 40 Verwandten und Freunden ein Setz-Event veranstaltet und insgesamt 32.400 Lavendelstöcke auf den Berghang gepflanzt.

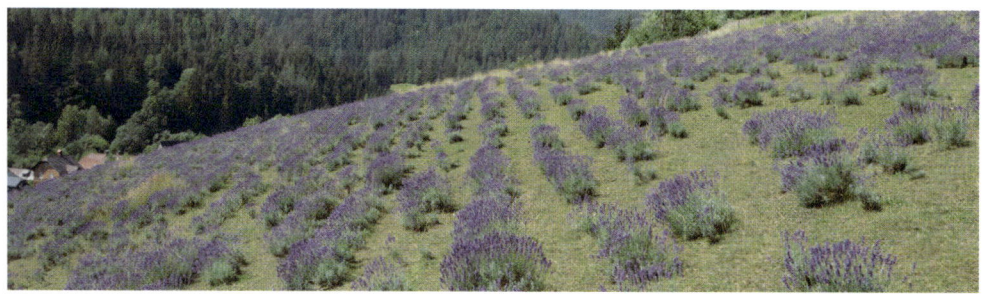

Dann ist die Wirklichkeit ans Tageslicht getreten: Weil wir die Pflanzen direkt in die Bergwiese gesetzt hatten, mussten wir feststellen, dass die Bergkräuterwiese immer schneller wuchs als der Lavendel. Die Pflege, das Jäten und Ausschneiden des Berglavendels wurde dann über die Jahre unsere Freizeitbeschäftigung. Andere machten Motorradausflüge, unsere Familie und der gesamte Freundeskreis hat Lavendel gepflegt, umsorgt und kultiviert. Mittlerweile habe ich 20 ehrenamtliche „Mitarbeiter" für diese Arbeit – unsere sogenannten „Berglavendelschafe". Es sind Shropshire-Schafe wie aus der Zeichentrickserie „Shawn das Schaf".

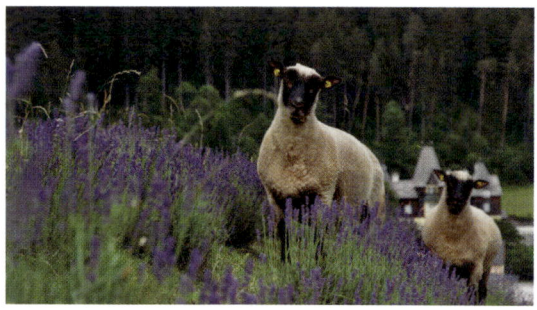
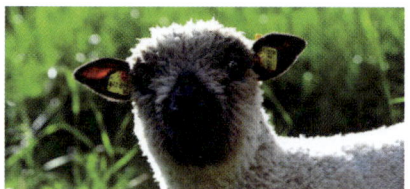

Seit wir die Bergschafe haben, ist die Ernte viel einfacher geworden, da die Schafe den Lavendel von allen Gräsern und Kräutern frei fressen. So kommen nur reine Lavendelblüten in die Destillationsanlage.

Neben unserem Credo **„slow down and rise"** ist unserer Naturkosmetik unsere „Farm-to-skin"-Philosophie" zugrunde gelegt. „Farm to skin" bedeutet alpine Kräuterkosmetik, der Berglavendel ist ein Teil davon. Überrascht waren wir von der hohen Güte des Lavendels, das war mir anfangs gar nicht so bewusst, wir hatten instinktiv eine besonders geeignete Lavendelsorte ausgesucht. Bodenbeschaffenheit, Sonneneinstrahlung, die Höhenlage (über 800 m), Klima und Temperatur, all das hat zusammengepasst, sodass die Qualität des Öles wirklich überragend wurde, was wir auch von einem Spezialisten der Karl-Franzens-Universität Graz, Universitätsprofessor Bauer, bestätigt bekommen haben!

Dieses Öl ist nun Teil der SOAVO Naturkosmetik. Wie sind Sie auf diesen Namen gekommen?

Die Sanftheit und köstliche Süße des Berglavendels stand Pate bei der Namensgebung von „SOAVO": In den romanischen Sprachen steckt in Suavis, Suavium, Suave, Soave und Savon die Bedeutung *angenehm, lieblich, sanft, liebenswürdig, der Kuss, mild, zart* und *Seife*. Daraus ist SOAVO entstanden! Seit 2018 haben wir die nötigen Mengen Rohstoffe, um die Produktion sicherzustellen. Unsere Produkte sind österreichweit und auch in einigen deutschen Großstädten wie Hamburg, München, Augsburg und bald auch in Berlin zu erwerben.

2012 haben Sie begonnen, den Lavendel anzubauen, und erst 2018 hatten Sie genug für die Herstellung?

Ja, 2012 haben wir gesetzt und 2013 war ein Dürrejahr. Es hat fünf Wochen durchgehend nicht geregnet. Das Gras ist trotzdem weitergewachsen, aber der Lavendel ist gestanden. 2014 hatten wir das erste Höhenwachstum und mussten zurückschneiden, 2015 sind die ersten Blüten gekommen. Nun konnten wir einmal probedestillieren. 2016 war die Menge erstmals etwas größer. 2017, 2018 und 2019 waren dann schon gute Erntejahre. Das haben wir den Schafen zu verdanken, die wirklich alles fressen, außer den Berglavendel.

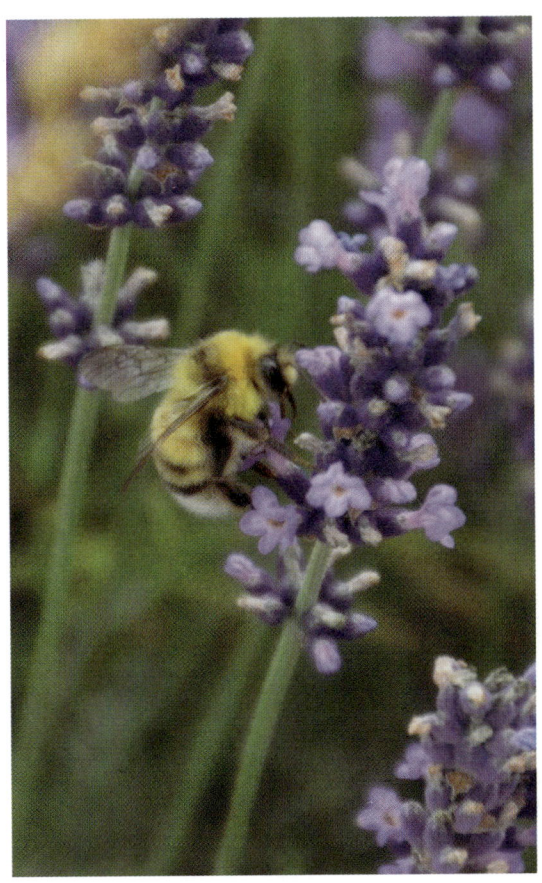

Dabei gab es ja auch einige Frustrationserlebnisse. Was war Ihr schlimmstes?

Gleich nach dem Setzen haben wir ein Lavendelfest gefeiert. In der Nacht gab es ein Gewitter. Am nächsten Tag kam ein Schwarm Krähen und hat auf der Suche nach Schnecken und Würmern Hunderte Pflanzen herausgerissen. Wir waren während der Woche nicht vor Ort und haben dann am Wochenende die Pflanzen wieder eingesetzt, viele waren da aber leider bereits in der Sonne vertrocknet.

Wie läuft generell ein Destillationsvorgang ab?

Die Destille ist ein großer Zylinder, der mit Lavendelblüten gefüllt und danach verschlossen wird. Von unten wird Dampf durchgeschickt und dieser Dampf reißt die Ölknospen auf, in denen sich das ätherische Öl befindet. Der Dampf transportiert das Öl über das Kühlsystem wieder nach außen und dort tropft das Gemisch aus Lavendelöl und Lavendelwasser – beides hochwertige Pflanzenextrakte – in einen Auffangbehälter. Oben schwimmt das Öl, unten das Hydrolat, das sogenannte Blütenwasser. Destillation ist alte Tradition und Handwerkskunst und nicht ausschließlich eine hochtechnologische Angelegenheit.

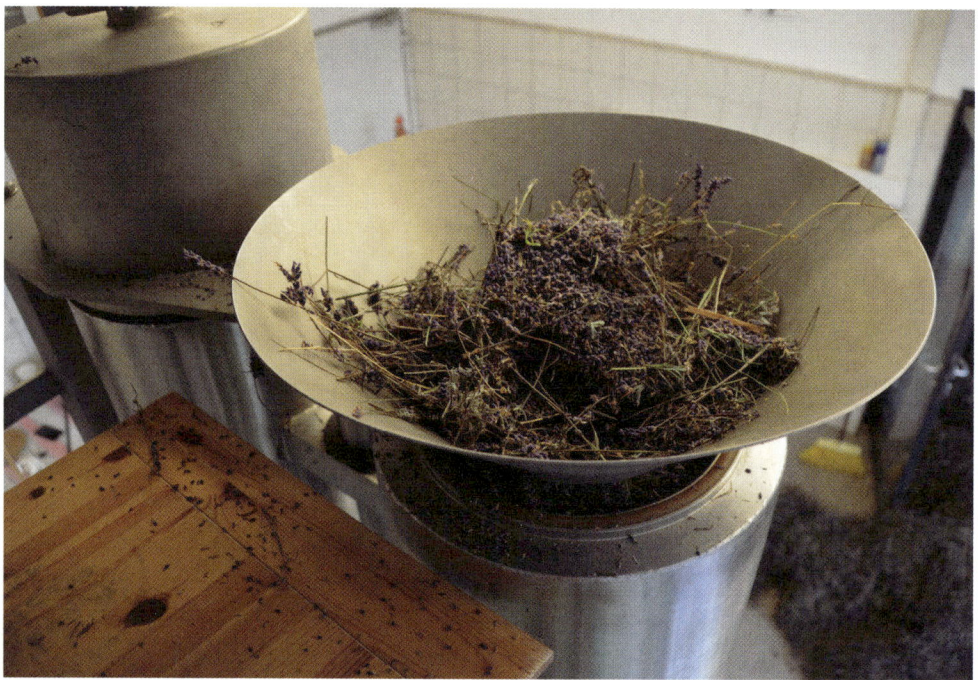

Was macht man mit dem Hydrolat? Oder verwenden Sie nur das Öl?

Wir verwenden beides. Das Öl ist das Herz des Lavendels, das Hydrolat oder Blütenwasser ist die Seele. Übrig bleibt nur sterile Zellulose. Sowohl ätherisches Öl als auch Hydrolat sind sehr hochwertig. Lavendelblütenwasser wurde seit jeher sowohl zur Haut- und Wäschepflege verwendet als auch, um es auf das Kopfkissen zu sprühen, für einen guten Schlaf. Die Inhaltsstoffe werden sehr gut von der Haut aufgenommen und man kann richtig „herunterkommen" und entspannen. Wir verkaufen beides, das reine Hydrolat und das ätherische Berglavendelöl. Das Blütenwasser ist zudem auch Bestandteil unserer Kosmetikprodukte.

„Mein Wunsch war, mein Leben bewusst zu gestalten und eine sinnvolle Aufgabe zu haben."

Herr Krall, was hat Sie persönlich motiviert, mit etwas ganz anderem komplett neu anzufangen?
Mein Wunsch war, mein Leben bewusst zu gestalten und eine sinnvolle Aufgabe zu haben. Menschen verfallen, wenn sie keinen Sinn mehr sehen und nur noch aufs Sterben warten. Ich brauche Bewegung, etwas Interessantes, ich möchte neue Menschen kennenlernen. Es gibt auch immer schöne Begegnungen, wie z. B. jetzt mit Ihnen. Ich bekomme auch Wertschätzung für meine Leistung, das tut mir gut. Ideal ist für mich jetzt auch, dass ich mir den Tag frei einteilen kann. Das genieße ich sehr.

Welche Eigenschaften braucht es, um solch ein völlig neues Projekt zu starten?
Mut, Konsequenz, Geduld und Ausdauer sowie den Leistungswillen und die Liebe, etwas in seinem Leben schöpferisch zu gestalten. Ich habe die Werte und Aktivitäten in meinem Leben gewichtet und mich ganz auf dieses Projekt konzentriert und neu ausgerichtet.

Was empfehlen Sie Menschen, die im Ruhestand noch genug Energie verspüren und in die Selbstständigkeit gehen wollen?
Sie sollten sich vorher genau überlegen, worauf sie sich einlassen und ob dieses Vorhaben finanziell bzw. körperlich und geistig zu bewerkstelligen ist. Die Frage ist auch: Habe ich genug Freunde und Familienmitglieder, die mich bei so einem Projekt begleiten? Ich hätte das alleine nie schaffen können. Meine Berater sind für mich ebenfalls sehr wichtig, bei kosmetikrelevanten, aber auch bei wirtschaftlichen Fragen. Außerdem Men-

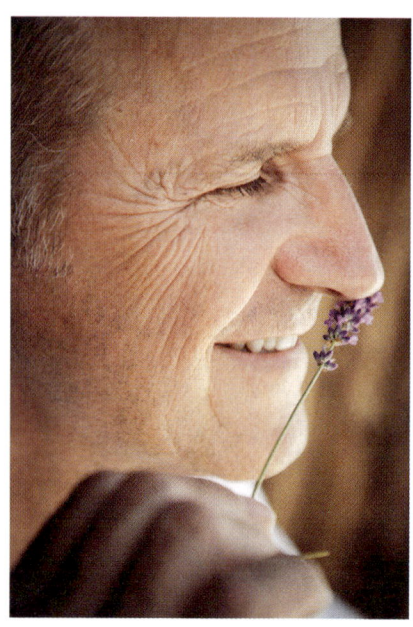

„Die Energie kam bei mir aus der brennenden Idee und der starken Überzeugung, dass der Berglavendel eine wunderbare Sache ist."

schen, die mit dir etwas ausprobieren, die anpacken und die dich gegebenenfalls auch psychisch unterstützen, wenn Probleme auftreten. Als einmal der ganze Berghang zugewachsen war und ich völlig frustriert am Berg stand und überlegt habe, alles hinzuschmeißen, da hatte ich dann helfende und tröstende Menschen um mich.

Was gab Ihnen die Energie, Ihr Unternehmen von der Idee bis zur Umsetzung zu bringen?
Die Energie kam bei mir aus der brennenden Idee und der starken Überzeugung, dass der Berglavendel eine wunderbare Sache ist. Wobei die jahrelange Wartezeit bis zu den großen Ernten schon hart war. Aber unsere Vision für das Projekt war von Anfang an, dass wir etwas Hochqualitatives machen wollen und hierfür die besten Köpfe zusammenbringen. Beispielsweise beim Duft – da haben wir viele Leute eingebunden, befragt und testen lassen, was gefällt den Menschen, was sagt ihnen zu? So lange, bis die Rückmeldungen überzeugend positiv waren.

Es ist also eine Unisex-Marke?
Genau, nicht zu süß für Männer, nicht zu herb für Frauen. Die Grundnote ist bei den Produkten gleich. Wir sahen

unsere Aufgabe darin, den Lavendel aus dem „altmodischen" Kontext –
der sprichwörtlichen Mottenkiste – herauszuholen. Wir wollten einen
modernen, urbanen Duft mit einem floralen, alpinen Kräuterbouquet.
Ganz entsprechend unserem Credo „Slow down and rise" – nimm dir Zeit
für die Körperpflege und mach ein Gesamterlebnis daraus, auch für die
Seele. Ätherische Öle wirken ja auch auf die Psyche.

Wobei tanken Sie persönlich auf?
Im Projekt gibt es viele Tankstellen für Körper und Geist: Ich tanke auf,
wenn unsere Bemühungen Früchte tragen, wenn ich unsere Marke gut
am Markt platzieren kann und engagierte, sympathische Geschäftspartner
finde. Wir gehen nicht in den Massenmarkt, sondern arbeiten mit Ge-
schäften, die ihre Kunden auch zu unseren Produkten beraten können.
Jedes positive Ereignis rechtfertigt die Mühen und Anstrengungen und
ist ein Energielieferant. Besonders gefreut hat mich z. B. auch, als uns der
Bundespräsident in Begleitung der First Lady und dem Bundesminister für
Landesverteidigung in Mürzsteg am Lavendelberg besucht haben. Auch die
Pflege meiner Schafe und ihre hervorragende „Arbeit am Lavendel" gibt
Kraft und macht große Freude.

Würden Sie es wieder tun? Und wenn ja, was würden Sie anders machen?
Ich würde es auf alle Fälle wieder tun, aber ich wäre gerne 20 Jahre jünger
dabei. Prinzipiell sollte man keine Angst vor Herausforderungen haben.
Glück gehört natürlich auch dazu. Aber **Glück ist für mich kein Zufall,
sondern das Ergebnis eines glücksorientierten Handelns**. Mit glücks-
orientiertem Handeln meine ich, das zu tun, wovon ich durch und durch
überzeugt bin und was ich gern mache. Dann werden viele Dinge passieren, über die man nachher sagt, da habe ich Glück gehabt. Ich habe rund
um SOAVO und seine Entstehung viele tolle Menschen getroffen und
einige davon sind gute Freunde geworden. Das ist für mich Glück! Aber
das Glück war vorbereitet.

Was ist Ihr größter Wunsch für die Zukunft?
Ohne überheblich klingen zu wollen: Die Menschen sollen endlich be-
greifen, dass menschliches Miteinander gefragt ist und kein feindseliges
Gegeneinander. Humanes Tun und freudiges Miteinander sollen mehr
Raum gewinnen im Alltag, im Straßenverkehr, überall. Einmal am Tag eine
gute Tat – wie gut tut das auch uns selbst!

VERTRAUEN

Seelenruhe III
Stell dir vor,
deine Zweifel wollen
in Ruhe gelassen werden.
Stell dir vor, du lässt das zu.
Hörst du deine Schultern jubeln?

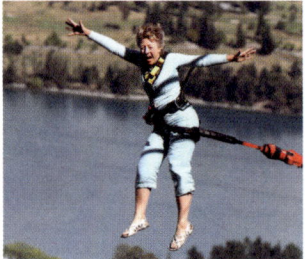

Darf ich, Hanni, Ihnen von einem Erlebnis erzählen? In Neuseeland entdeckten meine Freundin Gabriela und ich Bungee Jumping und mit etwas Herzklopfen meldeten wir uns an. Meine Freundin meinte, ich solle als Erste springen: „Hast eh schon 65 schöne Jahre gehabt!" ... Und ich sprang!

Ja, es braucht Vertrauen bei three – two – one – GO! in die Tiefe zu springen. Natürlich auch Mut, aber vor allem das Vertrauen, dass die erprobte Technik der Gurte und Seile mich auffangen und nach dem Sprung, nach dem Ausschwingen, wieder hochzieht, um wieder sicher auf der Absprungrampe zu landen.

Das Hochgefühl – yes I did it – war berauschend, sodass ich gleich ein zweites Mal zum Absprung ging. Der junge Mann auf der Absprungplattform sah mich etwas verwundert und auch bewundernd an, worauf ich ihm erzählte, dass ich 18 Jahre lang Feuerläufe organisiert hatte und insgesamt 50 Mal über die Glut gegangen war. Woraufhin er sagte: „Das würde ich mich nie trauen!"

Wie ist das bei Ihnen? Trauen Sie sich ins Leben zu springen, auch wenn kein bekanntes Sicherheitsnetz erkennbar ist? Oder bleiben Sie im gewohnten Umfeld, in der Komfortzone, auf der Couch? Und wundern sich dann, dass das Leben immer wieder die gleichen, inzwischen längst nicht mehr befriedigenden Situationen präsentiert? Wie viel *Selbst-Vertrauen* haben Sie?

Wenn Sie mit sich selbst nicht im Vertrauen sind, können Sie anderen nicht restlos vertrauen. Wertschätzung gibt uns (Selbst-)Sicherheit und Vertrauen in unsere Fähigkeiten. Diese Wertschätzung jedoch von außen, also von anderen, den Vorgesetzten, den Kindern, dem Partner, der Partnerin zu erwarten, macht uns emotional abhängig. Jetzt, wo Sie erwachsen sind, können Sie sich selbst die Wertschätzung geben, die Sie benötigen.

Und Sie dürfen sich annehmen und lieben, wie Sie sind. Seien Sie herzlich eingeladen, über den eigenen Schatten zu springen und vielleicht entgegen allem, was Sie bisher gehört haben, an sich zu glauben. Es geht um Vertrauen in sich selbst, ohne Erwartungshaltung, ohne konkrete Vorstellungen.

Wir haben immer die Wahl. In die zweite Lebenshälfte gehend, haben Sie sicher schon genug Situationen erlebt, in denen Sie bewusst oder unbewusst hinein ins Unbekannte gesprungen sind, ohne zu wissen, wie es ausgehen würde – freiwillig und oft wohl auch unfreiwillig. In der Rückschau stellten Sie mit etwas Abstand vielleicht fest, dass diese Erfahrungen Ihnen gedient und geholfen haben, sich weiterzuentwickeln.

Wie lange brauchen Sie, um eine andere Person als vertrauenswürdig einzustufen? Die Universität von Berkeley hat in einer Studie genau diese Frage untersucht und kam zu dem Ergebnis, dass man innerhalb von rund 20 Sekunden zu einem Menschen Vertrauen fassen kann. Um diesen Eindruck zu gewinnen, reicht es sogar, wenn man einen fremden Menschen dabei beobachtet, wie er sich mit einer anderen Person unterhält.

Es ist ein Geschenk des Älterwerdens, mehr Gelassenheit zu entwickeln. Vieles *muss* nicht mehr sein, vieles *darf* noch sein. Sie haben schon viel erreicht, können mit Zufriedenheit darauf zurückblicken und alles, was noch kommen mag, dankbar annehmen. Das bringt uns Entspannung, aus der heraus wir wieder kreativ und kraftvoll unser Leben gestalten können. Durch die Erfahrung, dass das Leben es prinzipiell gut mit uns meint, entsteht Vertrauen. Dieses Vertrauen in uns bettet uns ein in das Gefühl, dass es gut ist, so wie es ist, dass uns letztlich nichts passieren kann.

Übung:

Richten Sie Ihre Aufmerksamkeit auf Ihren Atem. Schließen Sie Ihre Augen und vertiefen Sie die Sätze „Es ist gut, so wie es ist! Ich bin geliebt und geborgen." mit dem Gefühl, getragen und gehalten zu werden. Dem Gefühl Vertrauen können Sie eine Farbe geben – vielleicht ein schönes Gold. Sie atmen Gold und Vertrauen ein, spüren es wohlig in Ihrem Bauchraum, ein warmes, nährendes Gefühl, und atmen alles aus, was Sie daran hindern könnte, völlig zu vertrauen. Es verlässt Sie wie ein Schatten, sodass Platz wird für mehr Vertrauen und Sicherheit in Ihnen. Diesen Atemvorgang – Vertrauen, Gold, Wärme beim Einatmen und Altes loslassen beim Ausatmen – genießen Sie einige Atemzüge lang.

So können sich Selbstliebe, Vertrauen in andere, Urvertrauen in das Leben immer mehr in Ihnen festigen. Sie spüren diesen Vertrauensschatz und freuen sich über die goldene Mitte in Ihnen!

WECHSELJAHRE

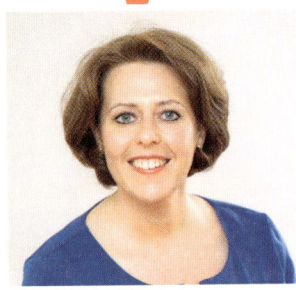

Gastbeitrag von **Dr.in med. Barbara Sciborsky**
Allgemeinmedizinerin mit den Schwerpunkten
Psychosomatik, Adipositas, TCM (Ernährungs-
lehre nach den 5 Elementen, chinesische
Kräuterlehre, Akupunktur)

Aus Sicht der Schulmedizin spricht man von den Wechseljahren, wenn
es rund um das 50. Lebensjahr zu einer Veränderung im Hormon-
haushalt kommt. Durch einen Bluttest mit Bestimmung des Hormonsta-
tus lässt sich diese Veränderung nachweisen.

Der Wechsel geht einher mit einer Abnahme der weiblichen Ge-
schlechtshormone, was wiederum zu körperlichen Veränderungen führt.
Auch wenn sich bei allen Frauen in dieser Lebensphase die Hormone verändern, führt dies nicht bei jeder Frau zu körperlichen Beschwerden. Anhand von Statistiken zeigt sich, dass etwa ein Drittel der Frauen keine Probleme hat, ein weiteres Drittel leichte Beschwerden aufweist und das rest-
liche Drittel unter starken Beschwerden leidet. Zu welcher Gruppe eine
junge Frau künftig gehören wird, kann man anhand der Blutwerte nicht
voraussagen. Auch die Dauer der Symptome kann sehr stark variieren.

Typische – mögliche – Wechselbeschwerden sind:
- Veränderungen der Regelblutung (unregelmäßige Zyklen, verkürzte
  oder verstärkte Regelblutungen, Zwischenblutungen, stärkere Regelbe-
  schwerden)
- Hitzewallungen (allein oder mit Kältegefühl abwechselnd)
- Schlafstörungen
- Gereiztheit, Stimmungsschwankungen, Depressionen
- Haarausfall
- Gewichtszunahme
- Trockene Haut, trockene Schleimhäute

Das Therapieangebot der Schulmedizin ist derzeit relativ begrenzt. Als wesentliche und praktisch einzige Behandlungsmethode steht die Hormonersatztherapie zur Verfügung. Diese wird zumeist bei sehr starken Beschwerden empfohlen, wird aber in vielen Fällen auch schon bei leichteren Beschwerden angewendet. Das Problem dieser Behandlung bestand in den letzten Jahren leider darin, dass sie mit diversen Risiken und Nebenwirkungen verbunden war. Dazu gehören beispielsweise Thrombosen, Schlaganfälle und Brustkrebs.

Wechseljahre aus Sicht der TCM

Die Traditionelle Chinesische Medizin (TCM) verfolgt einen ganz anderen Ansatz und hat zum Thema Wechsel die folgende Sichtweise: Man geht davon aus, dass das Leben einer Frau in Zyklen von sieben Jahren verläuft, das Leben eines Mannes hingegen in Zyklen von acht Jahren. Die unterschiedliche Dauer der Zyklen erkennt man bereits gut in der Jugend, in der Mädchen meist reifer und körperlich weiter entwickelt sind als Buben im gleichen Alter. Daraus ergibt sich rund um das 49. Lebensjahr (sieben mal sieben Jahre) der Wechsel bei der Frau. Durch den Wechsel erlischt ihre Regel, das sogenannte „Himmelswasser", das für die Fruchtbarkeit verantwortlich ist. Bei den Männern tritt dieser Wechsel später auf, meist rund um das 56. Lebensjahr (sieben mal acht Jahre). Für beide Geschlechter beginnt mit dem Wechsel ein neuer Lebensabschnitt.

In unserem Körper sind die Nieren für den Prozess des Alterns verantwortlich. Wir werden mit einer bestimmten Menge und Qualität von Nierenenergie – auch Essenz genannt – geboren. Diese ist bei jedem Menschen unterschiedlich ausgeprägt und abhängig davon, in welchem gesundheitlichen Zustand die Eltern bei der Zeugung und die Mutter während der Schwangerschaft waren.

Aus TCM-Sicht ist die Nierenenergie ganz wesentlich für diejenigen Vorgänge zuständig, die in der westlichen Medizin als hormonelle Veränderungen bezeichnet werden. Damit sind die Wandlungen gemeint, die sich in der Pubertät, während der Schwangerschaft, nach einer Geburt und während der Menopause vollziehen. Die Nierenessenz bestimmt Energie, Antrieb, Stärke und Wachstum jedes Menschen und ist die Grundlage unseres Immunsystems.

Für beide Geschlechter beginnt mit dem Wechsel ein neuer Lebensabschnitt.

Durch unseren Lebensstil können wir unsere Nierenenergie stärken, um lange gesund zu bleiben.

Einen kleinen Teil von dieser speziellen Energie benötigen wir für jeden einzelnen Prozess in unserem Körper. Das bedeutet, dass wir die Energie schrittweise aufbrauchen und dadurch altern. Diese angeborene Essenz können wir nicht vermehren, aber wir können durch unseren Lebensstil unsere nachgeburtliche Energie so stärken, dass nur wenig davon verbraucht wird und wir daher lange und vor allem gesund altern können.

Das Altern selbst ist eine physiologische Abnahme der Nierenessenz im Laufe des Lebens. Es ist ein natürlicher Prozess, der von der Natur gut durchdacht ist. Im Verlauf dieses Prozesses ist es ab einem bestimmten Alter für den weiblichen Körper nicht mehr sinnvoll, sich jeden Monat auf eine mögliche Schwangerschaft vorzubereiten. Dies kostet nämlich einiges an Energie, die sinnvoller genutzt werden kann. So kommt es zu Veränderungen im Körper wie zum Beispiel dem Ausbleiben der Regelblutung. Die Menopause ist ebenso wenig eine Erkrankung wie das Einsetzen der Regelblutung in jungen Jahren. In beiden Fällen handelt es sich lediglich um einen physiologischen Vorgang.

Stress beschleunigt das Altern

Begünstigt wird das Entstehen eines Mangels an Nierenessenz durch ein stressiges Leben mit viel Druck und wenig Ausgleich oder Selbstfürsorge. Bedingt durch unseren heutigen schnelllebigen Alltag entwickeln daher immer mehr Menschen schon sehr früh Symptome eines Nierenessenzmangels. Dazu gehören u. a. Gedächtnisschwäche, lockere Zähne, Haarausfall, vorzeitiges Ergrauen, schwache sexuelle Aktivität, Unfruchtbarkeit, Knochenerweichung, Schwindelgefühl und Tinnitus.

Eine Hormonersatztherapie sieht die Chinesische Medizin insofern sehr kritisch, als diese Behandlungsmethode den physiologischen Prozess im Körper unterbricht und dem Körper etwas vortäuscht. Gleichzeitig wird aber die Grundproblematik außer Acht gelassen, denn die Behandlung stärkt keinesfalls die Niere.

Was kann jeder von uns im Alltag tun, um die eigene Gesundheit und das Wohlbefinden zu fördern?

Lebensweise und Ernährung in den Jahren VOR Beginn des Wechsels

Die fünf wichtigsten Eckpfeiler für Gesundheit und Wohlbefinden:

- **Eine ausgewogene Ernährung** (lesen Sie mehr dazu im Kapitel *Ernährung*).
- **Regelmäßige Bewegung,** damit die Lebensenergie, das sogenannte Qi, zum Fließen gebracht wird. Diese Bewegung sollte Freude machen, den Körper nicht erschöpfen und am besten an der frischen Luft stattfinden.
- **Psychohygiene:** Jeder von uns hat sein Päckchen an emotionalen Belastungen zu tragen. Diese Belastungen – gegebenenfalls auch mit professioneller Hilfe – zu reflektieren und die Emotionen fließen zu lassen, wirkt befreiend und verhindert zahllose – kraftraubende – schlaflose Nächte.
- **Das richtige Verhältnis von Aktivitäten und Ruhephasen:** Dazu gehören Dinge wie guter Schlaf, ein entspannendes Bad, ein Nachmittag am Sofa mit einem guten Buch und einer Tasse Tee – sich selbst verwöhnen und verwöhnen lassen.
- **Einen Sinn im Leben haben:** den Geist fordern, einer sinnvollen Beschäftigung nachgehen, eine Aufgabe haben.

sind entscheidend dafür, wie die Wechseljahre dann tatsächlich ablaufen. Je ausgeglichener man in diese Lebensphase eintritt, desto leichter bewältigt man sie.

Oftmals werden die Wechseljahre als Zeichen des bereits fortgeschrittenen Alters angesehen und als Belastung empfunden. Im Gegensatz zu dieser negativen Sichtweise kann man den Beginn der Wechseljahre als Start in eine Zeit der Neuorientierung und somit als Chance wahrnehmen. Man bringt schon viel Lebenserfahrung mit und kann mit mehr Gelassenheit und Weisheit durchs Leben gehen. Dafür sollte man sich mehr Ruhezeiten gönnen, in sich hineinhören und reflektieren, sich von unnötigem Ballast befreien und sich auf das Wesentliche konzentrieren. Die Versorgung der eigenen Kinder ist meist schon abgeschlossen, sodass der Genuss und die Freude am eigenen Leben wieder mehr in den Mittelpunkt rücken können und mehr Zeit für die Beschäftigung mit erfreulichen Dingen wie Musik, Kultur, Sport, Gartenarbeit, Treffen mit Freundinnen, Betreuung der Enkelkinder oder diversen anderen Hobbys zur Verfügung steht.

Egal, in welchem Lebensabschnitt Sie sich gerade befinden, tun Sie öfter etwas „nur für sich" und lassen Sie kurze Ruhephasen und Zeiten der Achtsamkeit in den Alltag einfließen. Sie werden sehen, wie Sie und Ihr Körper davon profitieren.

XY/XXY – Gendermedizin

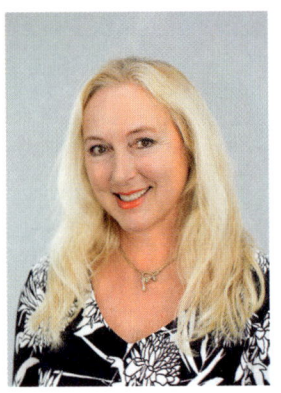

Für dieses spannende Thema unterhielten wir uns mit Frau **Prof.ⁱⁿ Dr.ⁱⁿ med. Alexandra Kautzky-Willer,** seit 2010 die erste Professorin für Gendermedizin in Österreich an der Medizinischen Uni Wien und wissenschaftliche Leiterin des Instituts für Gendermedizin in Gars am Kamp/NÖ. Sie wurde 2016 zur Wissenschaftlerin des Jahres gewählt und erhielt 2018 den Preis für medizinische Wissenschaften der Stadt Wien.

Frau Professorin Kautzky-Willer, Sie sind eine der Ersten, die darauf hingewiesen haben, dass es in der Medizin Unterschiede zwischen Männern und Frauen zu berücksichtigen gibt. Wenn wir uns nun das Thema Altern anschauen, gibt es hier Unterschiede zwischen den Geschlechtern? Ursprünglich dachten wir ja, unsere Zielgruppe sind Frauen 50+, doch ich habe in den letzten Wochen und Monaten die Beobachtung gemacht, dass viele meiner männlichen Kollegen und Freunde rund um die 60 wirklich große seelische Probleme mit ihrem Alter haben und alle meinten: „Du, das brauch ich auch, euer Buch will ich auch lesen!"

Das ist ganz klar. Bei den Männern ist es meist immer noch die Arbeit, über die sie sich definieren, und die Leistungsfähigkeit. Viele Männer leiden unter einem „Pensionsschock", wenn sie sich plötzlich neu orientieren müssen, und entwickeln irgendwann eine Altersdepression. Männer sind da eher im höheren Alter gefährdet – außer sie sind lang arbeitslos, das ist ein starker Stressor bei Männern –, weil sie sich sehr auf ihren Job konzentrieren, nicht so viele soziale Kontakte und Netzwerke aufbauen und dadurch dann eher isoliert sind, wenn sie keine Partnerin oder Familie haben, die sie da auffängt.

Frauen wiederum definieren sich – auch in unserer aktuellen Zeit – immer noch weniger über den Job. Für sie spielt die Familie eine sehr große Rolle. Sie sind diejenigen, die sich nach wie vor um die Kindererziehung kümmern, um die Familie, um die Altenpflege, und die alles unter einen Hut mit dem Job kriegen müssen. Das Belastende bei Frauen sind also eher die familiären Probleme, diese treten vermehrt schon in jüngeren Jahren, aber auch oft in der Lebensmitte auf. Weniger, wenn sie in Pension gehen, weil sie sich nicht so an den Job klammern. Für sie ist es belastender, wenn die Kinder aus dem Haus gehen, gerade für Frauen, die nicht berufstätig waren und sich ausschließlich der Kindererziehung gewidmet haben; da ist es eher um die 50 schwierig, rund um den Wechsel, wo nicht nur die körperlichen Veränderungen einen Lebensabschnitt beenden.

Gleichzeitig, durch diesen Abfall der Hormone, also durch den Abfall von Progesteron und vor allem Östrogen, entstehen gesundheitliche Probleme und Gewichtszunahmen, oft verschlechtert sich außerdem der Lebensstil. Manche, die vorher schon eine depressive Störung hatten, fallen mit den Wechseljahren oft wieder in eine Depression, wobei es nicht der Wechsel per se ist, aber starke Schwankungen der Hormone können das triggern, wenn man schon eine Anlage dazu hat. Oft werden sie in dieser Zeit auch vom Partner verlassen, da fällt dann alles zusammen. Bei Frauen ist es also eher diese Phase zwischen 45 und 55, die oft besonders schwierig ist – durch körperliche Veränderungen und die psychisch-soziale Situation. Bei Männern ist es eher nach dem 60er, wenn es um die Pensionierung geht. Frauen werden prinzipiell älter als Männer, sie haben eine bessere körperliche Konstitution und sind dank eines aktiveren Immunsystems weniger anfällig für Infektionskrankheiten. Andererseits sind sie aber vergleichsweise mehr chronisch krank, sie haben mehr Leiden, Schmerzen, chronische Probleme, die sie belasten, wobei diese aber meist nicht akut bedrohlich oder tödlich sind. Bei Männern treten oft sehr akute Gesundheitsprobleme auf, daher rührt auch die höhere Sterblichkeit. Generell sind Frauen die Fitteren, verspielen dies dann aber oft durch einen stressigeren Lebensstil oder durch Rauchen und Alkohol.

Welche Krankheiten können bei Frauen um die 50 auftauchen?
Adipositas und Diabetes nehmen bei Frauen ab der Menopause zu und im ganz hohen Alter sind sogar mehr Frauen als Männer davon betroffen, was wiederum ein großes Risiko für Herz-Kreislauf-Erkrankungen, Krebserkrankungen, Herzinfarkt, Schlaganfall darstellt. Männer sind davon eher in jüngeren Jahren betroffen. Bei Frauen verändert sich ab der Menopause durch den Wegfall der Östrogene, die hier doch Schutzfaktor sind,

und auch durch den Wegfall des Progesterons das Verhältnis der Sexual-hormone zueinander. Es kommt zu einem Anstieg der Androgene und dadurch zu einer Umverteilung der Fettmasse – das Bauchfett, Leberver-fettung, alle Stoffwechsel- und Herz-Kreislauf-Erkrankungen, aber auch Krebserkrankungen nehmen dann zu. Herzinfarkt und Darmkrebs haben Frauen im Schnitt um zehn Jahre später als Männer.

Kann man hier, wenn man weiß, dass diese Erkrankungen mit einem Abfall der Östrogene zu tun haben, medizinisch gegensteuern?
Ja, eine Hormonersatztherapie gilt für beide Geschlechter als Möglichkeit, einen Hormonmangel auszugleichen und Lebensqualität zu verbessern. Bei Männern wird derzeit die Testosteron-Substitution viel diskutiert, ähnlich wie bei Frauen seit Langem die Hormontherapie kontroversiell gesehen wird. Liegt ein echter Mangel vor, so ist eine Ersatztherapie bei Mann und Frau vor allem in jüngeren Jahren sinnvoll. Während bei Frauen aber die weiblichen Hormone natürlicherweise stark abfallen, ein „Mangel" also eigentlich nur prämenopausal oder bei früher Menopause vorliegt, können Männer bis ins hohe Alter einen normalen Testosteron-spiegel haben. Bei Männern kann ein zu niedriges Testosteron mit einem erhöhten Risiko für Herz-Kreislauf-Erkrankungen, Diabetes, Übergewicht einhergehen, abgesehen von verminderter Libido und Potenzproblemen. Die Nutzen-Risiko-Abwägung muss bei Mann und Frau individuell nach Beschwerden und Komorbiditäten erfolgen. Bei Frauen haben groß an-gelegte alte Studien wie die Womens-Health-Initiative ergeben, dass das Risiko für Herzinfarkt, Schlaganfall, Brustkrebs durch die Hormonersatz-therapie etwas höher war. Heute weiß man, dass das nicht für alle Frauen gilt. Wenn man rechtzeitig beginnt, niedrig dosiert und individualisiert das Risiko abwägt, können Frauen, vor allem wenn sie starke Beschwer-den im Wechsel haben, davon durchaus profitieren. Auch gibt es große Unterschiede je nach Dosis, Kombination und Verabreichungsform der Hormone. Die Datenlage ist aber nach wie vor nicht eindeutig. Als gene-relle Anti-Aging-Maßnahme funktioniert die Hormonersatztherapie bei beiden Geschlechtern jedenfalls nicht.

Gibt es „Erkennungsmerkmale", ob ich als Frau schon im Wechsel bin oder nicht?
Bei manchen Frauen beginnen die Beschwerden, noch während sie ihre Tage haben, und bei manchen ziehen sie sich bis ins ganz hohe Alter, ande-re haben nie Beschwerden, das ist extrem unterschiedlich. Es dürfte gene-tisch determiniert und teilweise auch durch Sozialisierung bestimmt sein.

Es spiegelt sich stark in den gesundheitlichen Problemen dieser Gruppe wider, wie der Umgang in der jeweiligen Kultur mit dem Thema Altern aussieht. In Japan zum Beispiel leiden Frauen selten an Wechselbeschwerden. Da ist der Übergang in die Menopause gesellschaftlich etwas völlig Normales. Bei uns ist es oft so, wenn die Mutter keine Wechselbeschwerden hatte, haben die Töchter auch keine. Und wenn schon die Mutter stark gelitten hat, wird das oft von Töchtern repliziert. Ob das genetisch bedingt ist oder ob das Verhalten erlernt wird, weiß man nicht. Vielleicht eine Kombination von vielen Dingen, wie so oft handelt es sich auch hier um ein sehr komplexes Thema. In jedem Fall sollte auch bei uns völlig akzeptiert sein, dass die menopausale Transition etwas ganz Normales ist, zum Leben und Älterwerden dazugehört.

Frau Professorin, haben Sie Empfehlungen für Männer und Frauen, wie wir gesund altern können?

Möglichst viel Bewegung machen, natürlich angepasst an die körperlichen Möglichkeiten. Fitness ist ganz wichtig, wichtiger als das Gewicht per se. Das heißt: regelmäßig Bewegung machen, im Idealfall sowohl Ausdauertraining als auch Krafttraining. 150 Minuten pro Woche sollte man sich körperlich betätigen, und zwar so, dass man auch ins Schwitzen kommt und sich anstrengt. Bei sehr starker Anstrengung genügen 75 Minuten. Balance- und Dehnungsübungen sind wichtig zur Sturzvermeidung, aber auch zur Knochenstärkung, weil Osteoporose besonders bei Frauen im Alter ein Problem darstellt. Durch Bewegung lässt sich das Osteoporoserisiko reduzieren.

Neben Bewegung ist gesunde Ernährung ein wesentlicher Faktor. Gerade Frauen sollen ausreichend Vitamin D und Kalzium zuführen für die Knochen. Mediterrane ballaststoffreiche Ernährung, komplexe Kohlenhydrate, Vollkornprodukte, Hülsenfrüchte wirken unterstützend gegen das Darmkrebsrisiko, aber auch gegen Herz-Kreislauf-Erkrankungen. Möglichst wenig tierisches Fett, generell wenig Fleisch und wenn, dann eher weißes Fleisch bzw. Fisch. Grundsätzlich sollte Übergewicht vermieden werden, wobei aus Studien bekannt ist, dass im höheren Alter ein bisschen Übergewicht sogar mit noch längerem Leben verbunden sein kann.

Nicht rauchen! Rauchen schadet Frauen noch mehr als Männern.

Sehr achtsam sein beim Alkohol, wobei Frauen noch weniger trinken dürfen als Männer. Früheren Studien zufolge galt ein Achterl durchaus als „Schutz". Nun wurde in einer großen Untersuchung festgestellt, dass man nicht einmal ein Achterl trinken sollte.

Versuchen, chronischen Stress zu vermeiden. Immer wieder darauf achten, dass man sich auch etwas gönnt, entspannt, sich Auszeiten nimmt. Erholungsphasen zwischen Zeiten erhöhter Anspannungen sind essenziell!

Sie haben in Ihren Artikeln erwähnt, dass Sexualhormone eine wichtige Rolle für die Gesundheit spielen. Können Sie das für unsere Leserinnen und Leser näher erläutern?
Gerne, die Sexualhormone sind für ein gesundes Leben notwendig. Beim Mann ist es vorrangig das Testosteron, bei der Frau Östrogen und Progesteron. Die Sexualhormone spielen für Gesundheit und Krankheit eine große Rolle und besonders bei der Frau treten Lebensphasen-abhängig starke Schwankungen ein. Wenn die Balance nicht stimmt, erhöht sich das Risiko für viele Krankheiten, ganz abgesehen von Problemen in der Sexualität bzw. der Fortpflanzung bei Mann und Frau. Wenngleich beim Mann das Testosteron dominant ist und bei der Frau Östrogen und Progesteron, so haben dennoch beide Geschlechter alle Sexualhormone. Viele Menschen haben auch im hohen Alter noch eine hohe Libido. Sexuelle Gesundheit ist lebenslang Teil unseres gesamten Wohlbefindens.

Wenn Sie es in Prozent gliedern sollten, wie hoch ist der gesundheitliche Einfluss von Ernährung, Bewegung, geistiger Fitness und Genen auf das gesunde Altern?
Die Gene sind sehr wichtig, aber wir wissen ja, dass die Epigenetik eine große Rolle spielt, also Umweltfaktoren und Lebensstil auch wichtige Genaktivitäten beeinflussen. Insgesamt kann man sagen, etwa 30 Prozent machen die Gene aus, der Rest ist Epigenetik, Lebensstil, Umweltfaktoren, Soziales etc. Man kann hier schon sehr viel selbst beeinflussen und es sind zahlreiche Dinge, die da mit hineinspielen.

Gibt es etwas, das Ihnen im Zusammenhang mit dem Thema Älterwerden noch wichtig ist, den Menschen mitzugeben?
Geistige Fitness ist sehr wichtig, weil Demenz ein immer größeres Problem wird. Sein Gehirn aktiv halten.

Besonders gut verkauft sich aktuell das Buch „Der Jungbrunnen-Effekt", in dem es um Autophagie geht.
Man weiß, dass Fasten ein gewisser Jungbrunnen ist, weil über die Autophagieprozesse, durch die Reduktion von ungesunder hochkalorischer Ernährung, aber auch durch den Verzicht auf Rauchen, Alkohol und durch das Vermeiden von Stress der Stoffwechsel bzw. der gesamte Körper massiv

entlastet wird und Entzündungs- und vorzeitige Alterungsprozesse auf diese Weise vermindert werden. Gesamtheitliches Detoxen sozusagen. Man kann durch deutliche Kalorienrestriktion auch Diabetes wieder zum Verschwinden bringen, dafür muss man dann länger durchhalten und bei Übergewicht entsprechend abnehmen, aber es ist möglich. Die wichtigsten Ursachen für ein frühes Sterben und rascheres Altern sind Diabetes, Herz-Kreislauf-Erkrankungen, Krebserkrankungen. Männer und Frauen haben da die gleichen Risikofaktoren. Gewicht spielt hier eine große Rolle, ebenso der Fett- und Zuckerstoffwechsel sowie chronische Entzündungsprozesse. Fasten kann da einen großen Effekt haben.

Wir haben im Waldviertel auch das Frauengesundheits-Resort Lapura, wo wir frauenspezifische medizinische Angebote und so auch spezielle Fastenprogramme für Frauen anbieten.

Könnte man abschließend sagen, dass es in Bezug aufs Altern keine Unterschiede zwischen den Geschlechtern gibt?
Das ist schwer zu beantworten. Die unterschiedlichen Verläufe der Sexualhormone sowie die unterschiedlichen Geschlechtschromosomen haben schon einen Einfluss, ebenso wie Lebensbedingungen und Lebensstil. Hier sind natürlich auch individuell große Unterschiede zu verzeichnen. Bei Frauen spielen jedenfalls aus vielen Gründen das Achten auf Erholungsphasen, das Vermeiden von Überlastung und regelmäßige Bewegung eine wichtige Rolle. Altersabhängig auch die Phase der Menopause, die oft eine Neuorientierung darstellt. Männer sollten auf gesunde Ernährung achten und ihre Sozialkontakte pflegen, vor allem im Hinblick auf das Alter. Ebenfalls wichtig: Frauen sollten auch ab 50 regelmäßig Vorsorgeuntersuchungen machen. Gerade rund um die Menopause, aber auch danach, sollte man regelmäßig Blutdruck, Cholesterin, Gewicht und Blutzucker checken lassen, weil dann das Risiko von Diabetes, Herzinfarkt und Schlaganfall ansteigt. Hier sind die Gesundheitschecks wichtig, die man in Österreich bei vielen Ärztinnen und Ärzten machen kann.

Herzlichen Dank für das Interview!

ZUFRIEDENHEIT

Glücksschau I
Erzähle deinem Kopfpolster
deine Wünsche.
Bette deine Wange weich,
schließe die Augen,
das Glück
erwartet dich.

Glück und Zufriedenheit haben viele Gesichter. Vermeintlich unspektakuläre Momente wie ein Kinderlachen, ein Sonnenstrahl, der durch den Nebel dringt, Vogelgezwitscher, ein prasselndes Kaminfeuer, eine duftende Rose, eine Umarmung können uns glücklich und zufrieden machen. Zufriedenheit besteht aus vielen kleinen Momenten des Wohlgefühls und der Freude. Einfach aus Momenten, die Menschen berühren. Um diese Momente bewusst wahrzunehmen und zu genießen, ist es erforderlich, achtsam durchs Leben zu gehen. In nicht so guten Zeiten kann eine Erinnerung an solche Momente eine wertvolle Ressource sein. Lebenszufriedenheit und Lebensfreude sind nicht einfach da, sondern sind zu erarbeiten. Die Kunst besteht darin, sich auf die eigene Entdeckungsreise einzulassen und zu erkennen: „Was tut mir gut? Was macht mich zufrieden?"

Was sind die wesentlichsten Ursachen für Unzufriedenheit?
- Chronischer Stress
- Chronische Schmerzen
- Soziale Isolation

Alle drei Faktoren haben eines gemeinsam: Sie scheinen dauerhaft zu sein. Fallweise Stress, fallweise Schmerzen, fallweise Einsamkeit sind Teil des Lebens. Wir können sie immer wieder erfahren und doch zufrieden sein. Erst wenn einer dieser drei Faktoren dauerhaft ist, bedroht er unsere Zufriedenheit.

Glück und Zufriedenheit liegen am Anfang des Lebens unmittelbar beieinander. In späteren Jahren jedoch emanzipiert sich die Zufriedenheit vom Glück, wie Forschungsergebnisse von Professor Tobias Esch zeigen. Glück ist an unmittelbare Ereignisse im Hier und Jetzt geknüpft. Zufriedenheit hingegen wird im Hinblick auf einen längeren Zeitraum hinweg empfunden, vielleicht sogar in Bezug auf das ganze Leben. Sie können aktuell unglücklich, aber zufrieden mit Ihrem Leben sein.

Aus der „Million Women Study" geht hervor, dass Zufriedenheit nicht an materiellen Wohlstand gebunden ist, sondern für sich steht. Auch Gesundheit führt nicht automatisch zu Zufriedenheit. Es gibt viele Menschen, die krank und trotzdem zufrieden mit ihrem Leben sind. Die Statistik zeigt auch, dass die Zufriedenheit sich im Laufe des Lebens verändert. Zu Beginn des Lebens und in der Jugend sind die Menschen durchaus zufrieden, doch die Zufriedenheit nimmt im Laufe der Jahre ab. Den Tiefpunkt erreicht die Zufriedenheit statistisch gesehen zwischen dem 45. und 50. Lebensjahr. Dann steigt die Zufriedenheit wieder an. Je älter die Menschen werden, desto zufriedener werden sie. Körper und Geist können mit zunehmendem Alter voneinander unabhängig beurteilt werden.

Sie haben schon einige Jahrzehnte gelebt und Ihre Lebensreise hat verschiedene Stationen und Abschnitte gehabt. Vielleicht möchten Sie die Zufriedenheit in Ihnen einmal kennenlernen und mit ihr Kontakt aufnehmen? Versuchen Sie dabei bewusst, Abstand von Ihrem aktuellen Befinden zu halten, sei es positiv oder negativ. Versuchen Sie, das große Bild zu sehen. Jedes Leben hat helle und dunkle Seiten, verdrängen Sie nichts, aber sehen Sie sich Ihr Leben einmal aus einer Distanz an und mit viel Verständnis, Wohlwollen und Selbstmitgefühl. Sollten Schuldgefühle oder Reue auftreten, haben Sie Verständnis für sich als Mensch, und verzeihen Sie sich Fehler, die Sie gemacht haben.

Aus der „Million Women Study" geht hervor, dass Zufriedenheit nicht an materiellen Wohlstand gebunden ist, sondern für sich steht. Auch Gesundheit führt nicht automatisch zu Zufriedenheit.

Zum Abschluss noch eine ZuFRIEDENheits-MEDITATION

Zunächst gleich vorweg die gute Nachricht: Der Sitz der Zufriedenheit ist bereits in Ihnen, in Ihrem Zentrum, in der Nabelgegend. Wenn die Stürme des Lebens toben und im Außen viel Unruhe und Lärm ist, können Sie sich auf Ihr Zentrum, das Zentrum des Friedens, in Ihnen konzentrieren.

Haben Sie Lust, dorthin zu reisen, den wahren Frieden in Ihnen zu spüren? Dann nehmen Sie einen Platz ein, an dem Sie in den nächsten Minuten ungestört sind und sich geborgen fühlen. Sie sitzen aufrecht, schließen sanft die Augen und beobachten Ihren Atem, wie er fließt, ein reines Beobachten und Spüren. Auf diese Weise zu atmen entspannt Sie und Sie können so, vielleicht beim Kopf beginnend, Ihren ganzen Körper beatmen und belüften. Jedes Einatmen bringt spürbar frische Energie, Sie können auch helles Licht visualisieren, welches mit dem Atem den Körper durchflutet. Jedes bewusste Ausatmen ist ein Loslassen, ein Sein-Lassen. Mit dem Ausatmen kann dichte Energie und Schwere Ihren Körper verlassen und jedes Einatmen bringt wieder neue Kraft.

Die Gedanken werden dadurch klarer und leichter, das Gesichtsfeld kann sich entspannen. Der Atem sinkt weiter, tiefer in den Nacken- und Schulterbereich, und lockert Anspannungen, die oft wie eine Last auf den Schultern ruhen. Auf der Reise durch den Körper kommen Sie dann zum Bereich Ihres Herzens. Das Herz will besonders sanft und liebevoll beatmet und beleuchtet werden. So können sich Schichten lösen, die als Schutz über dem Herzen liegen. Fürsorgliche Zuwendung heilt so manche Herzensgeschichte.

Dann sinkt der Atem tiefer hinein in die Bauchhöhle und beleuchtet die Schätze, das Allerbeste von Ihnen, das bereits in Ihnen liegt. Der goldene Bereich in Ihrem Wesen wird gestärkt und tiefe Freude und Zufriedenheit breiten sich aus. Mit jedem Ausatmen gibt es die Möglichkeit, Unsicherheiten und Ängste loszulassen oder einfach sein zu lassen. Dann wird das Gesäß und die Sitzfläche belüftet und das Vertrauen gestärkt, dass die Erde Halt bietet und für uns gesorgt ist. Auch die Beine und Füße werden beatmet, jedes Ausatmen ein Loslassen von dem, was uns vielleicht hemmt, den nächsten Schritt zu gehen. Beim Einatmen nehmen wir neue Kraft für Umsetzung und Beweglichkeit auf.

Diese Atem-Licht-Reise durch den Körper hat Sie wahrscheinlich entspannt und zufriedener gemacht. Sie atmen nun bewusst in die Bauchhöhle zu einem Punkt rund um Ihren Nabel. Dort können Sie das Zentrum Ihrer Essenz annehmen, einen lichten Punkt sehen und Ihr inneres Feuer spüren.

Das ist der Ort des Friedens, der unantastbar in Ihnen ruht und den Sie jederzeit aufsuchen können. Sie sinken immer tiefer in das Gefühl von Frieden – ein Friede, der jenseits von Sinneswahrnehmungen immer in Ihnen ist. Beim Ausatmen können Sie sich die Farbe Blau vorstellen, Blau als Farbe des Friedens. Dieses Blau

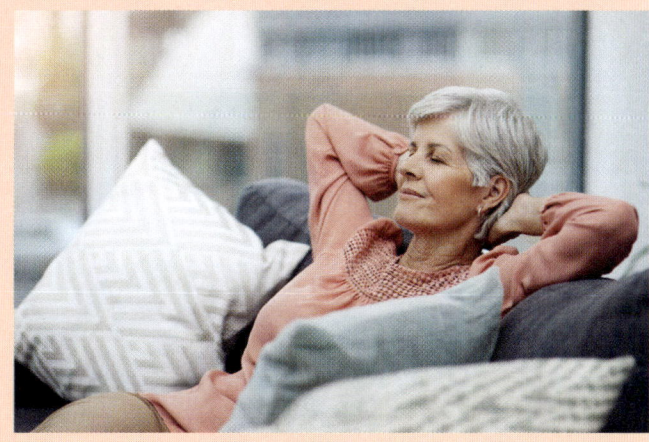

hüllt Sie sanft ein und schafft eine Hülle um Sie herum. Beim Einatmen stärken Sie das Licht im Zentrum Ihres Wesens. Dieses Licht dehnt sich mit jedem Einatmen in Ihrem Körper aus und geht von Zelle zu Zelle.

Ausatmen – Loslassen und Sein-Lassen und die Energie des Friedens, die sich von Ihrem Zentrum aus ausdehnt und Sie wie eine blaue Sphäre einhüllt und schützt. Genießen Sie diesen Atemvorgang und spüren Sie das Zentrum des Friedens in Ihnen. Dieser Friede, der jetzt gestärkt ist, kann nun ausstrahlen und Sie können ihn auch bewusst aussenden. Senden Sie ihn vorerst an sich selbst, Sie schließen Frieden mit allem, was war, ist und sein wird, sodass auf Ihrer Zeitlinie, Ihrer Lebenslinie die Energie des Friedens schwingt.

Nun senden Sie die Energie des Friedens zu allen Menschen, mit denen Sie verbunden sind – zu Ihrer Familie, Ihren Freunden und Bekannten, Ihrem näheren und weiteren Umfeld. Auf den jeweiligen Verbindungslinien fließt die Friedensenergie, vielleicht als blaue Farbschwingung, zu allen Menschen. Friede allen Wesen! Mögen alle Wesen sich wohlfühlen, glücklich sein, frei von Furcht und voll Frieden und Liebe sein!

Der Friede breitet sich noch weiter aus. Von Ihnen ausgehend, können Sie sich eine blaue Farbschwingung vorstellen, die sich über den Ort, an dem Sie sich befinden, ausdehnt – über das Land und die Kontinente, um letztlich die ganze Erde einzuhüllen. Friede allen Wesen, mögen alle Wesen sich wohlfühlen, glücklich sein, frei von Furcht und voll Frieden und Liebe! Friede allen Wesen!

Sie kommen langsam – Atemzug für Atemzug – aus dieser Friedensmeditation zurück. Der Frieden in Ihnen ist gestärkt und Sie wissen, dass Sie in turbulenten Zeiten immer darauf zurückgreifen können! Der Atem begleitet Sie in Ihr friedvolles Zentrum, das jederzeit für Sie da ist.

Der Friede auf der Erde kann dann wachsen, wenn wir den Frieden in uns spüren und in unser Umfeld ausstrahlen.

LITERATUR

Cozolino Louis, Ein gesundes, alterndes Gehirn. Beziehungen stärken, Einsicht gewinnen. Arbor, 2010

Eilmsteiner Sabine, Die heilende Kraft des Waldes. Kneipp, 2018

Esch Tobias Prof. Dr., Der Selbstheilungscode. Die Neurobiologie von Gesundheit und Zufriedenheit. Beltz, 2017

Germer Christoph, Der achtsame Weg zum Selbstmitgefühl. Wie man sich von destruktiven Gedanken und Gefühlen befreit. Arbor, 2010

Hirschhausen Eckhart von, Esch Tobias, Die bessere Hälfte. Rowohlt, 2019

Klein C., Berth H., Balck F. (Hrsg.), Gesundheit – Religion – Spiritualität – Konzepte, Befunde und Erklärungsansätze. Beltz, 2011

Macedonia Manuela, Beweg dich! Und dein Gehirn sagt danke. Wie wir schlauer werden, besser denken und uns vor Demenz schützen. Brandstätter, 2018

Maciocia Giovanni, Grundlagen der Chinesischen Medizin. Urban & Fischer, 2016

Maciocia Giovanni, Die Gynäkologie in der Praxis der Chinesischen Medizin, Systemische Medizin, 2014

Mannschatz Marie, Vollkommen unvollkommen. Zehn Qualitäten, die das Beste in uns zum Vorschein bringen. O. W. Barth, 2019

Northrup Christiane, Göttinnen altern nicht. Wie wir der Zeit die Macht nehmen, indem wir uns für die Fülle des Lebens entscheiden. Arkana, 2015

Richardson Diana, Slow Sex. Zeit für Liebe. Heyne, 2011

WHO, Aktiv altern. Rahmenbedingungen und Vorschläge für politisches Handeln. Ein Beitrag der Weltgesundheitsorganisation (World Health Organisation) für die Zweite UN-Weltversammlung zu Altersfragen, Madrid, Spanien, April 2002.

Williams Mark, Das Achtsamkeitstraining. 20 Minuten täglich, die Ihr Leben verändern. Goldmann, 2015

BILDNACHWEISE

Getty Images: S. 28 monkeybusinessimages, S. 30 biscotto87, S. 31 skynesher, S. 35 Christian Horz, S. 38 olaser, S. 39 olaser, S. 41 LEOcrafts, S. 45 gric, S.47 RgStudio, S. 48 GizemBDR, S. 49 Wavebreakmedia, S. 52 duncan1890, S. 55 Barcin, S. 83 as3d, S. 85 peterschreiber.media, S. 87 oben brazzo, S. 96 HMVart, S. 99 EAQ, S. 105 fizkes, S. 109 anyaberkut, S. 111 pixelfit, S. 112 Zinkevych, S. 113 BakiBG, S. 137 PeopleImages

Adobestock: Cover olezzo, S. 34 Ana-Maria Tegzes

Markus Ebner: S. 92, S. 140

Bettina Höppel: S. 60, S. 143

Alexandra Kautzky-Willer: S. 128, S. 140

Erwin Krall/LEO – Lavender Essential Oils, Mürzsteg e. U.: S. 115–120, S. 141

Wolf-Dieter Nagl: S. 71, S. 72

Hanni Reichlin-Meldegg: S. 87 unten, S. 122

Jana Madzigon: S. 142 (Petra Schwiglhofer)

Barbara Sciborsky: S. 36, S. 124, S. 143

Florian Ploberger: S. 142

Achtsamkeits-Akademie: S. 8–26, S. 33, S. 57, S. 58, S. 68, S. 76, S. 84, S. 89, S. 91, S. 141 (Elisabeth Kirchmair, Wolf-Dieter Nagl), S. 142 (Helga Luger-Schreiner)

Ein herzliches DANKEschön an unsere Gastautorinnen, Gastautoren und Interviewpartner!

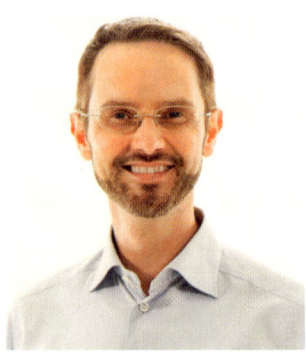

Mag. Dr. Markus Ebner, MSc

Psychologe, Fachbuchautor, Universitätslektor und einer der namhaften europäischen Experten für Positive Leadership (Stärkenorientiertes Führen) www.ebner-team.com

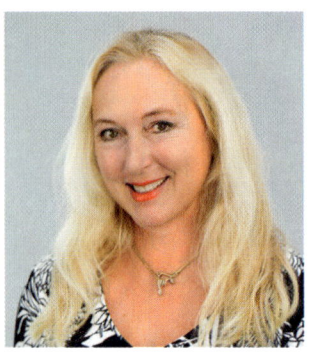

Prof.in Dr.in med. Alexandra Kautzky-Willer

seit 2010 die erste Professorin für Gendermedizin in Österreich an der Medizinischen Universität Wien; wissenschaftliche Leiterin des Instituts für Gendermedizin in Gars am Kamp/NÖ

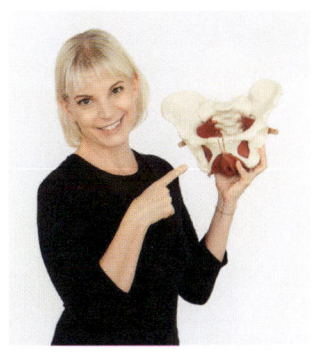

Elisabeth Kirchmair

Körpercoach und Haltungsexpertin nach der Methode „Cantienica® Körper in Evolution"
www.elisabethkirchmair.com

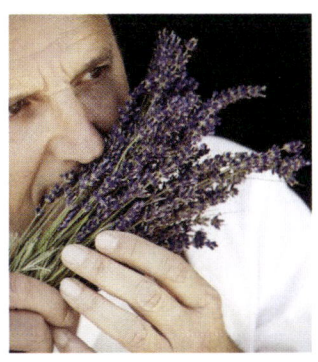

Mag. Erwin Krall

Inhaber der Firma LEO – Lavender Essential Oils Mürzsteg, e. U.; Gründer und Eigentümer der österreichischen veganen Unisex-Bio-Naturkosmetikmarke SOAVO
www.soavo-skincare.com

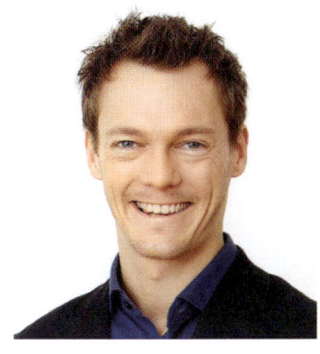

Dr. med. Wolf-Dieter Nagl

Arzt für Allgemeinmedizin, psychosomatische Medizin und Hypnosetherapie
www.drwolfdieternagl.com

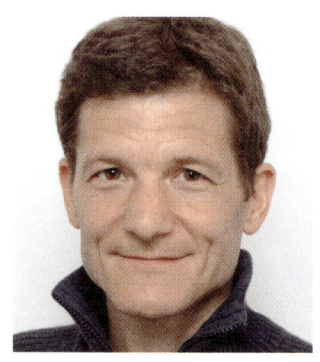

**Dr. med. Florian Ploberger
B. AC., MA**

TCM-Arzt, Univ.-Lektor, Tibetologe,
Fachbuchautor, Präsident der
Österreichischen Ausbildungsgesellschaft
für Traditionelle Chinesische Medizin
(ÖAGTCM)
www.florianploberger.com

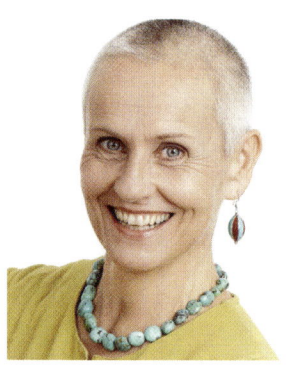

Mag.ª Helga Luger-Schreiner

zertifizierte Mindful-Self-Compassion-
Trainerin, Kunst-Therapeutin, Kunst-
Pädagogin, Meditationslehrerin, Autorin,
Dozentin, Leitung PAS UNI Wien
www.powerful-heART.at

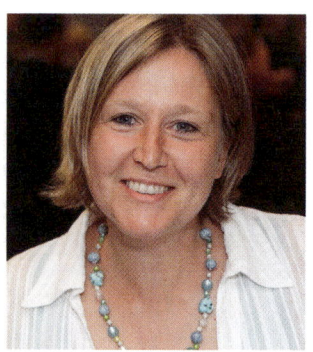

Mag.ª Petra Schwiglhofer

Autorin, Schreibpädagogin; liebt das
freudvolle, absichtslose Schreiben und
staunt über die Schätze, die daraus
entstehen, wie Poesie-Farbkarten,
Kurzgeschichten, Blogbeiträge.
www.petraschwiglhofer.at

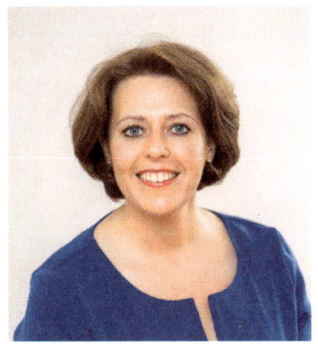

Dr.ⁱⁿ med. Barbara Sciborsky

Allgemeinmedizinerin mit den
Schwerpunkten Psychosomatik, Adipositas,
TCM (Ernährungslehre nach den
5 Elementen, chinesische Kräuterlehre,
Akupunktur)
mittelpunkt-tcm.at

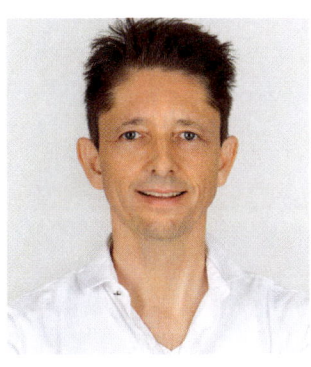

Mag. P. A. Straubinger

Filmemacher, Journalist, Intervallfasten-
und Meditationstrainer
jungbrunneneffekt.com

Hinweis

Die Autorinnen haben für die Inhalte dieses Buches nach bestem Wissen und Gewissen recherchiert und stellen mit den angebotenen Informationen keinen Anspruch auf Vollständigkeit. Weder sie noch der Verlag können Haftung in Bezug auf die Inhalte übernehmen.

Liebe Leserin, lieber Leser,

hat Ihnen dieses Buch gefallen? Dann freuen wir uns über Ihre Weiterempfehlung! Erzählen Sie in Ihrem Freundeskreis davon, in Ihrer Buchhandlung, oder bewerten Sie es online.

Wollen Sie weitere Informationen zum Thema?
Möchten Sie mit den Autorinnen in Kontakt treten?

Wir freuen uns auf Austausch und Anregung unter
leserstimme@styriabooks.at

Inspiration, Geschenkideen und gute Geschichten finden Sie auf
www.styriabooks.at

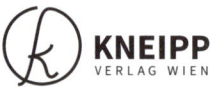

KNEIPP
VERLAG WIEN

© 2020 by Kneipp Verlag Wien
in der Verlagsgruppe Styria GmbH & Co KG
Wien – Graz
Alle Rechte vorbehalten.
ISBN 978-3-7088-0779-9

Covergestaltung: Emanuel Mauthe
Layout und Buchgestaltung: Caroline Plank-Bachselten
Lektorat: Christine Dobretsberger, www.lineaart.at

Druck und Bindung: AduPrint
Printed in the EU
7 6 5 4 3 2 1